みんなで進める精神科在宅診療
~その考え方と実践例~

江畑敬介

星和書店

は　じ　め　に

　筆者が精神科医となったのは 1966 年である。その当時は我が国にも抗精神病薬療法が導入されて 10 年ほど経過し，精神病患者の多くが外来通院で治療できることが確認されていた。また，欧米ではすでに，巨大精神科病院での入院治療よりも地域の中で治療する地域精神医療の時代を迎えていた。しかし我が国では，一部の精神科病院で地域精神医療への努力も見られたが，それはあくまでも精神科病院が地域に働きかける態勢であった。地域の中では精神科病床がどんどん増加している時代であった。

　その時代には，精神科での往診とは家族から要請を受けて訪問し患者さんにイソミタールなどを静脈注射することによって麻酔状態として病院へ運び，そこで治療するためであった。また家族から往診を頼まれることがあっても，何とか家族で力を合わせて病院へ連れてきて欲しいと心苦しい返事しか返せないこともあった。つまり治療の中心はあくまでも精神科病院にあると考えられている時代であった。その当時にあっては，精神科において在宅診療することは夢想もできないことであった。その頃, E.H. エリクソン（Erikson, E.H.）が患者を引き受ける前には必ず家庭訪問して生活状況を見て

いると記しているのを読んで感銘を受けたことがあった。

　近年幸いにも，保険診療上の問題が解決されて精神科在宅診療が可能となり，それを実施する医療機関が漸増している。

　半世紀以上にわたって精神科病院での入院治療と通院診療，さらには精神科診療所での通院治療を実践してきた筆者が 2021 年より在宅診療をする機会を得たので，過去の経験と対比させながら精神科在宅診療の臨床的意義と技法について述べてみたい。それによって，我が国の精神科医療の病院中心主義から生活の場中心主義への移行を促進する一助となれば幸いである。

　なお，本書において使用した用語「在宅診療」は保険診療で規定された 2 つの診療形態「訪問診療」と「往診」を含んでいる。

令和 6 年 9 月 18 日

v

目　　次

はじめに　iii

第 1 章　病院中心主義の時代の終焉 ………………………… 1

第 2 章　ファインスタインの「臨床判断」から見た
精神科在宅診療の特徴 ………………………… 9

第 3 章　精神科在宅診療を支える 3 つの臨床理念 …… 13

1. ICF の生活機能構造モデル　13
2. 新しいリカバリー（Recovery）概念について　16
　　1）P. ディーガンのリカバリー　16
　　2）世界精神衛生大会を立ち上げた C. ビーアズのリカバリー　19
　　3）希望を持つことの臨床的意義　22
　　4）回復を目指す質問票[12]　24
3. 求められる 2 つの視点―臨床判断対強さモデル―　28

第 4 章　病識が欠如し治療を拒否する患者への対応 … 33

1. 病識欠如の病因論　33
2. 病識が欠如し治療を拒否する患者への対応
　　―アマダーの四段階法[1]―　35
3. 今後の課題　39

第 5 章　在宅診療の進め方 ………………………… 43

第6章　事例紹介 ……………………………………… 47

1. 通院が困難になった事例　48

    第1例　グループホームでひきこもりとなった女性　48

    第2例　脊柱管狭窄症を併発し歩行困難となり
    　　　　通院できなくなった50代男性　52

    第3例　有料老人ホームに住んでいる被害妄想が顕著な女性　55

    第4例　高層アパートの4階に住み玄関ドアに
    　　　　鍵を二重につけている70代男性　59

    第5例　本人が通院できなくなり母親のみが通院していた事例　62

    第6例　通院予約を守れなくてさまざまな医療機関を
    　　　　転々としていた30代女性　68

2. 通院を拒んでいる事例　74

    第7例　通院を中断しひきこもっている20代男性　74

    第8例　再入院を繰り返している40代男性　83

    第9例　通院が中断しひきこもりが長期に続いている60代男性　90

3. 受診を拒んでいた事例　94

    第10例　アパートで動けなくなっていた一人暮らしの70代男性　94

    第11例　自宅のベッドで垂れ流し状態となっていた
    　　　　一人暮らしの50代女性　96

    第12例　一軒家に閉じこもり，ごみ屋敷に住んでいた
    　　　　一人暮らしの70代女性　99

    第13例　自室に鍵をかけて閉じこもり　2回訪問したが
    　　　　会うことができなかった30代男性　102

第7章　精神科在宅診療の有用性と限界 ……………… 107

文献　110　／　あとがき　114

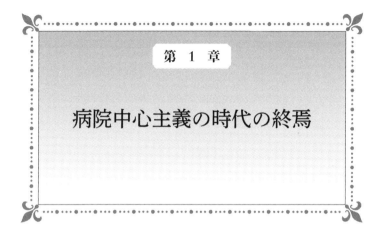

第 1 章
病院中心主義の時代の終焉

　日本，アメリカ，イギリスの医療供給体制を歴史的に研究した猪飼[1]によれば，20世紀は病院が医療の場の中心であった。彼によれば，医療にとっての20世紀とは，「治療」およびそれを支える治療医学に対する社会的期待・信任が歴史上もっとも高まった時代であった。それを制度的に具現化したものが病院であるという。しかし20世紀を終えた今日，病院の世紀はもはや過去のものとなりつつあるとしている。その理由として，彼は次のようなことを指摘している。治療法が進歩して疾病が治癒して一命をとりとめることができたとしても，その後に障害が残り，生活の仕方や生き方を大きく変える必要が生じたことである。

　障害の種類や程度によっては治療の後に苦難の人生が待っ

ているかもしれないことが人々に認識され，ただひたすら治療を目指す医学への全幅的信頼が失われるようになったとしている。したがって，人々が医療システムに求める目標は治療そのものではなく，治療を含めた生活の質の向上になってきた。人々の生活の質は多種多様であり，実証主義を根拠とする医学が目標とすることはできない。そのことによって，20世紀の医療システムの基本構造がその存在根拠を喪失する事態になっていると指摘している。その結果，20世紀の医療を特徴づけてきた病院を中心とした医療システムの構造は解消の過程にあるとしている。病院が医療の中心である時代が終焉するとしたならば，次世代の医療システムはどのようなものとなるのであろうか。2010年に猪飼は次世代には保健・医療・福祉が統合された「包括システム」の時代が来ると想定している。

　これは医療一般について述べたものであるが，ここで近代の実証主義的精神医学の起源について振り返ってみたい。

　M. フーコー（Faucault, M.）[2]は，近代の実証主義的精神医学の起源について次のように述べている。17世紀中頃，近代啓蒙主義のフランスでは絶対王政の時代になって狂気の世界は隔離の世界となり，全欧にわたって大規模な収容所が建てられ狂人たちは貧しい病人や老人，乞食，怠け者，性病患者，犯罪者などとともに，この中に閉じ込められた。要す

るに理性を失った者と道徳に反した者，さらには社会の秩序を乱すすべての者が一緒に収容された。そこには社会からの疎外の意味しかなかった。援護の意味はあったかもしれないが，医学的な意味はまったくなかったという。当時の西欧では勤労を最大の美徳とする社会が構成されつつあったから，生産能力のない者，怠惰な者は矯正のために強制労働に従事させられた。18世紀中頃には，この監禁制度に対して多くの批判が起こってきた。1789年のフランス革命前後の改革者たちは，狂人以外の者たちを収容所から解放した。しかし，狂人たちは開放すれば社会にとって危険であるとの考えから，収容所は狂人専用となった。この時から収容所は精神科病院となり，医学的意味を帯びることになったとしている。

また小俣[3]は，近代精神医学の起源を次のように指摘している。近代ヨーロッパにおける学問としての精神医学の成立自体も精神科病院という舞台装置を抜きにして，その発生を論じることはできないとしている。近代精神医学は，精神科病院における臨床観察と，それに基づく疾病分類を核としてスタートした。逆に言えば，精神科病院は治療者であると同時に研究者である医師が，不特定多数の患者を長期にわたって観察する機会と場所を提供したのである。精神医学の発生にとって不可欠の舞台装置であった精神科病院の歴史は，それゆえ精神医学そのものの歴史に先立って存在しており，そ

の歴史を辿ることなしには，精神医学史を十分に論じること
すらできないであろうとしている。E. クレペリン（Kraepelin,
E.）の早発痴呆の疾病概念も拘禁された患者の長期にわたる
臨床観察から形成されたものと考えられるのではないであろ
うか。また小俣は，ヨーロッパにおいて精神科病院の多くは
20 世紀以降に至って新設されたものであるとしている。こ
のことは，猪飼[1] が指摘したように 20 世紀が病院の世紀で
あったことを一般病院のみならず精神科病院においても言え
ることを裏づけている。

　岡田[4] によれば，我が国においては最初の公的精神科病院
は 1875 年（明治 8 年）に京都癲狂院として開業した。しかし，
地方財政の危機のためにわずか 7 年後の 1882 年に閉院した。
2 番目の精神科病院として 1879 年（明治 12 年）に東京府癲
狂院が発足した。

　それの発足に至る経過は次のようなものであったという。
1872 年（明治 5 年）10 月にロシヤ帝国のアレクセイ大公が
来日することになって，東京府下に乞食が徘徊するのを取り
締まる必要が生じた。東京府は 10 月 15 日に乞食浮浪の徒の
一斉刈り込みを行って約 240 名を養育院に収容した。1875 年,
その中から瘋癲人 5 人を別にして狂人室をつくった。ここに
入院する狂人はその後急激に増加し，1879 年に東京府癲狂
院が発足した。それが現在も東京都の精神医療を担っている

東京都立松沢病院の前身である。この東京府癲狂院の発足の経過を見ると，フーコーがフランスにおいて精神科病院が成立したのは社会から疎外された人々が隔離収容され，その中からさらに狂人が抽出されて隔離収容された施設が精神科病院となったとするのとまったく同じ経過であったことが明らかである。

　しかしその後，呉秀三をはじめ多くの人々が精神疾患を患う人々に対する医療を提供するために精神科病院の増設の活動をしたが，財政問題などのためになかなか進まなかった。我が国では1900年の精神病者監護法によって精神疾患を持つ人たちの多くが私宅監置されるようになった。しかし敗戦後の1950年になってようやく精神衛生法が制定され，私宅監置が禁止されたことから，精神科病院がどんどん増設されるようになった。

　現在，人口あたりの精神科病床数はOECD諸国の中では群を抜いて多くなり，また平均在院日数も桁違いに長期になっている。社会的入院患者が多数いるとみられている。増設された精神科病院の中には精神医療の質を伴わない病院も含まれるようになり，患者の虐待などの不祥事も少なからず見られるようになった。その不祥事は精神衛生法のたび重なる改正によって精神保健福祉法となり，ようやく減少するようになった。また障害者総合支援法の施行によって，地域の

中に精神障害者に対する作業所や宿泊施設も増設されるように
なったが，精神科病床数はなかなか減少しなかった。

しかし幸いなことに近年になって，我が国の精神科病院
の在院患者総数は 2004 年の 326,125 人をピークにして，そ
の後漸減し 2021 年は 263,007 人と減少し，2004 年に対する
2021 年の比は 0.81 となった。在院期間別患者数も，在院期
間 1 年未満を除くと，減少が続いている。特に在院期間が長
くなるほど減少率が大きかったことが竹島ら[5] によって報告
されている。つまり社会的入院患者が減少していると考え
られる。この報告から見れば，我が国では欧米諸国より遅
く 20 世紀半ばに病院での治療を中心とする時代に入ったが，
2004 年になりようやくその終焉の兆しが見え始めたと言え
るのではなかろうか。脱入院化は，抗精神病薬の導入や人権
意識の向上などにより，イギリスでは 1950 年代より，アメ
リカやフランスでは 1960 年代より，ドイツやイタリアでは
1970 年代より始まっている[6]。すなわち我が国では，病院中
心主義の医療は欧米諸国より約半世紀遅れて始まり，脱入院
化もそれらの諸国より半世紀近く遅れて始まっているのでは
ないであろうか。しかし我が国の精神科病床数は欧米諸国に
比べてまだ圧倒的に多く，また平均在院期間もきわめて長い
ので，それらを減少させる努力は今後なお求められている。

病院が医療の中心である時代が終焉するならば，次世代

の医療システムはどのようなものとなるのであろうか。先に述べたように，2010 年に猪飼[1] は次世代には保健・医療・福祉が統合された「包括システム」の時代が来ると想定している。そこでは，保健機関，医療機関，福祉機関のみならず，教育施設，就労支援施設，一般企業などが相互に連携して，人々の生活の質を高める活動あるいは疾病の予防活動もすることになるのであろう。それは精神医療の立場から見ると，予防も含めた地域精神医療の時代ということになる。それは決して新奇なことではなく，精神科病院の脱入院化を終えた国々や地域では，すでに実践され進められていることである。我が国もその時代を迎えつつあり，その中では精神医療における在宅診療がより重要になるであろう。いやむしろ精神科在宅診療がもっと盛んになることによって，そのような時代が近づいて来るのではないであろうか。

　精神科在宅診療を歴史的に振り返ってみると，拘禁することから始まった西欧の精神医学に対して，我が国では病院中心主義の時代以前には，酒井[7] によれば，往診が一般的であった。彼女によれば，我が国で入院患者を収容・治療する施設を病院と呼び，それが広く世間に普及するようになったのは明治に入ってからである。それまでの日本の医療の基本形態は往診による治療であり，患者は自宅で家族の看護を受けながら医者の往診を受けていたという。また，テレビなどで私

たちにも知られている小石川養生所のような救貧医療施設は例外的な存在であり，全国的な拡がりはなかったという。このことは，明治・大正時代に私宅監置されていた患者の実態を記録した呉秀三・樫田五郎による報告[8]の中にも見出される。その時代には健康保険制度がなかったので経済的に裕福な家族の場合だけではあるが，主治医が私宅監置されていない患者ばかりではなく私宅監置された患者をも定期的に往診していたのである。

第 2 章

ファインスタインの「臨床判断」から見た精神科在宅診療の特徴

　内科医であり公衆衛生医でもあるR.A.ファインスタイン（Feinstein, R.A.）は，臨床家はどのように臨床判断（clinical judgement）をしているかについて次のように論じている[1]。

　臨床家は治療をしている患者に対して少なくとも3種の資料を観察する。第1種の資料は，形態学的，化学的，微生物学的，生理学的，あるいは他の非個人的な項目で表現される疾患（disease）である。第2種の資料は，疾患が発生している宿主（host）について表している。宿主の環境的背景は，疾患が発生する以前の宿主の個人的特性（たとえば，年齢，人種，性別，教育など）および宿主の外的環境の特性（たとえば，地理的条件，職業，経済状態，社会的地位など）を含んでいる。第3種の資料は，疾患と与えられた環境の中

にいる宿主との間の相互作用によって生じる患い（illness）である。患いは2つの臨床的現象を含んでいる。1つは症状（symptoms）と呼ばれ，それは宿主の主観的な感覚である。他の1つは徴候（signs）と呼ばれ，疾患を持っている宿主を身体診察した時に客観的に識別できる。臨床家はこれら3種の資料を用いて，診断，病因，予後，治療について臨床判断している。この中で診断，病因についてはベッドサイドにいないで検査だけをしている医師でも判断できるかもしれないが，有効な治療方法を見つけるためには臨床家は患者を直接に診察しなければならないとしている。

　これらの資料を用いて治療計画を立てる時には，臨床家の判断は広く2つのカテゴリーに分けることができる。患者への治療と環境への働きかけである。この治療計画を立てる時に忘れてはならないことは，患者は疾患を持っている人であるとともにそれを患っている人であることである。

　ファインスタインのこの臨床判断の過程は精神科診療においても妥当であると考えられる。しかし精神科診療においては，一般に第1種の資料が乏しいので，主として第2種と第3種の資料に基づいて臨床判断をしなければならない。この第1種の資料が乏しいということは，病院や診療所でなければ実施できない検査は少ないということである。またこれらの資料の中では，第2種の資料のうちの外的環境の特性につ

いては，在宅診療で得られる情報は病院や診療所の診察室の中で患者からの問診によって得られる情報より圧倒的に豊富であり，かつ精確である。さらに第3種の資料は，疾患と与えられた環境の中にいる宿主との相互作用によって生じる患い（illness）であるが，それは診察室の中よりも生活場面の中でのほうがより実態として精確に観察することができる。

　精神科在宅診療では，この圧倒的に豊富な外的環境の特性の情報およびより精確な患いの実態を基にして臨床判断し，患者と共有できる治療計画を立てることができる。また生活指導を実施する際にも，患者の置かれた生活状況の中でより具体的な指導ができる。さらに治療目標あるいはリハビリテーション目標を設定する場合にも生活状況に基づいた設定をすることができる。

　そして何よりも在宅診療においては，ファインスタインが最も強調している「患者は疾患（disease）を持っている人であるとともにそれを患っている（illness）人である」という2つの視点を病院や診療所の診察室の中におけるよりもしっかりと保持することができることである。

第 3 章

精神科在宅診療を支える3つの臨床理念

1. ICFの生活機能構造モデル

2001年, 世界保健機構（WHO）は, 1980年の国際障害分類（International Classification of Impairment, Disability and Handicap：ICIDH）を大幅に改定した。その国際障害分類改定版を国際生活機能分類（International Classification of Functioning：ICF）[1]として発表した。それまでのICIDH（1980年）では, 図1に示すように, 疾患が機能・形態障害をもたらし,

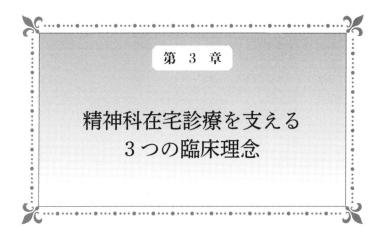

図1 ICIDH（International Classification of Impairment, Disability and Handicap）—WHO国際障害分類（1980年）の障害構造モデル—

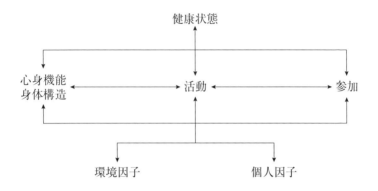

図2 ICF（International Classification of Functioning）の生活機能構造モデル

さらにそれが能力障害をもたらし，それがさらに社会的不利をもたらすと一方向的に構造化されていた。そこでは，障害はあくまでも個人に起こるものであり，専門家が対応すべきものと理解されていた。

しかしICFでは，図2に示すように，障害という用語はなくなり，それに代わって生活機能が用いられている。生活機能は，心身機能・身体構造，活動と参加の包括用語であり，健康状態と背景因子との相互作用によって立ち現れてくると考えられている。ここで健康状態とは，単に疾患だけではなく，妊娠，高齢，ストレス状態，先天異常，遺伝的素因なども含んでいる。また背景因子には環境因子と個人因子の2つの因子が含まれている。環境因子は物的世界とその特徴，人

が作った物的世界，さまざまな関係や役割，態度，価値観を有する他の人々，社会制度とサービス・政策・規則・法律を含んでいる。個人因子（personal factors）は年齢，性別，社会的状況，人生体験などの個人に関係した背景因子である。

すなわちこの図2に表されているように，疾患を持つ人の生活機能は，活動ないし参加の機会が多いほど高くなる。そしてそれによって健康状態が改善されることを示している。またそれには，社会が提供できる施設や機会あるいは受け入れ態勢が大きく影響する。そのためには，保健，医療，福祉，さらには一般の人々との連携が必要となる。このように生活機能を高めようとする働きかけは生活の質の向上につながるものである。それは猪飼[2]が病院中心主義的医療体制の終焉した後で立ち現れるであろうと想定している保健・医療・福祉の包括システムの実現を目指すものと言えるであろう。

さらにICFの生活機能構造モデルは，在宅診療を実践する場合に治療の焦点を症状にあてるか生活障害にあてるかについても示唆を与えている。たとえば統合失調症を患っている人に幻覚妄想があり外出できずひきこもっている場合に，幻覚妄想を改善するために薬物療法を中心に行って，それらが改善してから生活機能を向上させるために外出を指導したり，デイケアや作業所などへの参加を促すほうが良いか，あるいは幻覚妄想の改善をさしおいてもまず生活機能を改善す

るように生活指導したほうが良いかという問題に適切な臨床判断を迫られる場合が稀ではない。その場合に図2で示したICFの生活機能構造モデルでは，心身機能，活動および参加を向上させることによって健康状態が改善することになる。逆に健康状態が改善すれば，心身機能，活動，参加が改善する。すなわち生活機能を改善させるためには2つの経路があることになる。この2つの経路は相補的関係にあることが知られている。A. フリードホフら（Friedhoff, A. & Simkowitz, P.）[3]は，この2つの経路は「同一硬貨の両側面」であり，ともに生体のストレス緩衝機構におけるドパミンニューロンの動態に関与しているとしている。2つの経路を同時に使うこともできるが，入院治療と通院治療では症状が治療の焦点になる傾向があるのに対し，在宅診療では生活障害が治療の焦点になる傾向がある。しかし，入院治療，通院治療，在宅治療のいずれも目指すところは生活の質の向上でなければならない。

2. 新しいリカバリー（Recovery）概念について

1）P. ディーガン（Deegan, P.）のリカバリー

精神疾患を持っている人たちは，疾患に由来する精神症状によってばかりではなく，疾患にまつわる偏見，その疾患が治るのか治らないのかについて，あるいはそれが人生にどん

な影響を及ぼすのかなど，見通しの立たない不安や敗北感を抱いていると思われる。

　その不安が，疾患とそれのもたらす障害に対する否認につながったり，時には，絶望へと陥り自ら死を望むようになることすらある。P. ディーガン[4]は，自らの高校時代に統合失調症に罹患した体験から，その後の心の変化を3つの時期に分けて述べている。第1期（否認）：発病した当初には自らに起こったことを受け入れることができず否認した。第2期（絶望・苦悩）：否認は絶望と苦悩へと移った。第3期（希望）：真っ暗闇の中にわずかに希望の光が現れた。自らの個体としての限界は自らの独自な可能性が飛躍する基盤であることがわかったという。彼女の言葉によれば，「われわれができないことあるいはなることができないことを受け入れることによって，われわれは何になることができるかあるいは何をできるかを発見する」。彼女はこの絶望の中から生まれた希望を基に意志と責任ある行動によって新しい生活を再建した。それは彼女にとって，その後大学に入り臨床心理学を学び，卒後は精神障害者を支援する仕事に携わり，また彼らの権利を擁護する運動を展開したことであった。特に，当事者が支援者とともに決定に参与することを求める shared decision making（SDM）の概念を推進したことで知られる。彼女はこの自らの体験を「リカバリー（recovery）」と呼ん

でいる。それは「治癒（cure）」したことを意味するもので
はない。

　彼女の言うリカバリーは最終結果を意味するものではなく
「過程（process）」である。それは障害者にとっては，生き
方であり，人生観であり，日々の挑戦への方法であるとして
いる。

　ディーガンが上記のようなリカバリー概念を提唱して以来，
精神障害リハビリテーションの領域では，「リカバリー」と
いう用語には次の4つの視点が含まれるようになった。①医
学的リカバリー（疾患からの回復を目指す），②心理的リカ
バリー（絶望から希望への回復を目指す），③社会的リカバ
リー（社会的烙印から解放されて居場所や社会交流の回復を
目指す），④実存的リカバリー（生きる意味の回復を目指す）。

　ここで重要なことは，心理的リカバリー，社会的リカバ
リー，実存的リカバリーは必ずしも医学的リカバリーを必要
とするものではないということである。

　1993年，ボストン大学精神障害リハビリテーション・セン
ターの所長であるとともに精神障害リハビリテーションの雑
誌である「Psychosocial Rehabilitation Journal」の編集長を
していたW.A.アンソニー（Anthony, W.A.）[5]は，ディー
ガンのリカバリー概念を精神障害リハビリテーションの指導
理念として取り上げ普及を図った。1960年代に始まったアメ

リカにおける脱入院化は，たくさんのホームレスを生み出すなどの悲惨な結果をもたらした。彼はこの脱入院化政策の失敗を「重篤な精神障害者は単に症状緩和だけを望んでいるのではないことをわれわれに知らせてくれた」と述べている。重篤な精神障害者は住居，仕事，教育，社会との交流について多様なニーズと欲求を持っているので，脱入院化によって彼らのニーズや欲求に合う地域支援システムの作り方に必要な新しい考え方が必要になった。それがこのリカバリー概念を生み出したという。彼によれば，このリカバリー概念は精神疾患を患った人がその破滅的な影響を乗り越えて成長し，その人生に新しい意味と目的を発展させることを意味していた。

　このようにアメリカにおける精神科病院の解体の後に起こった地域支援システム作りに現れた理念もまた猪飼[2]が病院中心主義の時代の終焉によって現れるシステムは生活の質を上げることを求める包括システムであるとした想定を辿ったことになる。

2）世界精神衛生大会を立ち上げたC. ビーアズ（Beers, C.）のリカバリー

　ここでもう一人，ディーガンのいうリカバリーを達成し世界の精神衛生運動に偉大な足跡を遺した人物を紹介したい。

それは C. ビーアズ（Beers, C.）[6] である。

　彼は 1897 年にエール大学を卒業して実業家にならんとしてニューヨークで生命保険会社に勤めた。そこは世界経済の中心と考えられていたウォール街の近くであり，その地で流行していた考えが伝染して彼自身も金儲けに熱中していたと述べている。しかし 3 年ほどそのような生活をしていた 1900 年頃に活力を失い重いうつ病になったので，コネチカット州のニューヘブンへ帰郷した。そこでは死ぬことばかりを考えていたが，ついに自宅の 4 階から飛び降り自殺を図った。しかし幸いにして打ちどころが良くて一命をとりとめた。そのため精神科病院へ入院した。そこでは，抑うつ気分だけではなく，てんかん持ちになったとの心気妄想を持ち，それを世間に恥じ入っていた。また，警察が彼を追跡していると信じ，面会に来た家族をも警察が差し向けた迫害者であるとの替え玉妄想も訴えていた。

　その後，躁状態に病状転換して計 4 回 3 年間に及ぶ入院が続いた。その間，彼自身への暴行や虐待を体験したばかりではなく，他の患者たちへの同様の行為をたくさん目撃した。1903 年 9 月に州立精神科病院から退院した。その後，再びニューヨークへ行き実業家としての仕事を始めた。その仕事は初めは面白くて仕方がなかったが，何の興味も持てなくて嫌悪してしまうようになった。その結果，「実業界で生々し

い現実を扱っていた男から，苦しめられている精神障害者の苦難を救うことに没頭する男へと変身した」という。彼はこの心の変化を次のように述べている。「私はこの高い理想的な人間愛を求めていたので，もし比較的空虚な商取引に時間を浪費し続けていたならば，人生を不満の多い歪んだものとしてしか見ることができなかったに違いありません」。

　1907年，彼はその人間愛の理想を追求するための手段として，彼の入院体験とそれまでの半生の記録を『わが魂にあうまで（A Mind That Find Itself）』[6]として著わした。それはアメリカ精神衛生運動の歴史的原点となったばかりではなく，各国語に翻訳されて世界の精神衛生運動を推進した。

　1908年には，ビーアズは自らの出身地にコネチカット州精神衛生協会を立ち上げた。その設立の目的は，精神障害者への処遇を改善するだけではなく精神疾患を予防するために患者，患者家族，病院，ソーシャルワーカー，教会，大学，弁護士などが協力することであった。その組織は全米各州に広がり，1909年には全国精神衛生委員会が設立された。精神衛生運動は世界各国にも広がり，1930年にはワシントンで第1回国際精神衛生大会が開催された。その大会には，50か国以上から約4,000人が参加した。1948年にロンドンで開催された国際精神衛生大会において世界精神衛生連盟（World Federation for Mental Health）が結成され，そ

れは今も活発な活動を続けている。

　ビーアズは晩年には妄想を伴った抑うつ状態が再発し精神科病院に入院していたが，そこで気管支肺炎と脳血栓を併発して 67 歳で死亡した[7]。しかし彼がそのリカバリーの過程の中で残した功績は今も生き続けている。

3）希望を持つことの臨床的意義

　ディーガンおよびビーアズのように，精神疾患に罹患した後の絶望の中から希望や人生の目標を見出して活躍した人々は精神保健以外の分野にもたくさんいるのではないかと思われる。この希望を持つこと，あるいは希望を見出すことの重要性は精神疾患の予後研究においても見られる。L. チオンピ（Ciompi, L.）[8] のシステム論的統合失調症生成論によれば，急性精神病エピソードを体験した後に，その患者がどのような疾病経過をたどるか，すなわち寛解に至るのかあるいは人格荒廃に至るのかは，単に脳内の病的変化のみによって決まるのではなく，心理的要因，家族的要因，社会的要因が相互に作用し合うことによってもたらされる。心理的要因が疾病経過に影響するとすれば，統合失調症に罹患している患者は，単に脳内の病的変化による非力な犠牲者ではなく，彼らがその疾病にどのように対応していくかが重要である。そのことは，高血圧症や糖尿病の患者がその疾病にどのように対処し

ていくかによって，その疾病経過が影響を受けるのと同じである。現に多くの統合失調症の患者も，その症状や障害に対処しようとしているように見える。このように自己対処している患者は，従来の伝統的な治療関係の中で考えられてきたように，治療の単なる受身の受療者ではない。彼らは，家族や医師あるいは福祉やリハビリテーション専門家と連携しながら，ともにその疾病と闘う存在である。

　さらに D. ソスキス（Soskis, D.）[9] および T. マックグラッシャン（McGlashan, T.）[10] によれば，自らの疾病ないし将来について否定的ではない患者ほどその疾病予後は良好であったという。さらに八木ら[11] は，薬物療法における自己回復試行についての調査を行い，次のように結論している。すなわち，精神疾患の回復の中核をなすものは，生物学的修復過程（いわゆる自然治癒力）と認知・行動水準における自己回復試行との相互作用の結果であり，向精神薬を含めてあらゆる治療はこの自律的な修復過程に介入することによって回復を促進（ないし阻害）しつつ，患者の薬物（治療）体験を修飾するものであるとしている。この考えによれば，薬物療法は疾病過程に直接に影響するものではなく，自然治癒力と自己回復試行を補強するものなのである。以上述べたように，疾病に対しても将来に対しても悲観的にならず，肯定的に対応することが疾病過程に良好な結果をもたらすと考えら

れる。

4）回復を目指す質問票[12]

　以上のことから，筆者はディーガンの提唱する「リカバリー（recovery）」の理念は臨床的にも有用であると考え，以下に示すような「回復を目指す質問票[12]」を作成し，治療の初期に記入してもらっている。そこに記された希望を治療目標ないしリハビリテーション目標として患者と共有している。この質問票に希望を記入することは，希望を聞き出すことよりも患者に大きな前向きのインパクトを与えているように見える。たとえば患者に希望を聞くと「そんなものありませんよ」と答えていた場合でも，質問票に記入してもらうと何らかの希望を記入していることが稀ではない。記入することで，希望を見出す，あるいは掘り出すことがあるように思われる。

　25～27頁に，筆者が試行している「回復を目指す質問票[12]」を示す。

＜回復を目指す質問票＞ [12]

　私たちは，あなたが病気から回復されるのを目指して努力しています。病気からの回復には，あなたも，ご家族も，社会の人たちも，私たち医療者も一緒になって協力していく必要があります。そこで，病気からの回復を目指すあなたにいくつかお聞きしたいことがありますので，お答え頂きますようお願い致します。

1．あなたは病気から回復した時には，どのような生活をしたいと思いますか。下の答えの中からあてはまるものに○をつけて下さい。いくつ○をつけても結構です。

　　（　　）仕事をしたい（または仕事を続けたい）
　　（　　）結婚をしたい（または結婚を続けたい）
　　（　　）子どもを持ちたい
　　（　　）学校を続けたい
　　（　　）進学したい
　　（　　）親の家から出て自活したい
　　（　　）彼氏・彼女が欲しい
　　（　　）別の仕事に就きたい
　　（　　）職業訓練を受けたい
　　（　　）現在の福祉施設を続けたい
　　（　　）その他，あなたの希望を自由にお書き下さい

2. 上に挙げたあなたの希望を叶えるために支障になっていることがありましたら，下の答えの中からいくつでも選んで○をつけて下さい。

（　）まだ治っていない症状がある。次の中にあてはまる症状があればいくつでも○をつけて下さい。

　　（　）朝起きられない

　　（　）やる気が起きない

　　（　）夜眠れない

　　（　）出掛けることができない

　　（　）人に悪く思われている気がする

　　（　）人が恐い

　　（　）正体不明の声が聞こえる

　　（　）人に見られている気がする

　　（　）その他の症状がある。その症状を下にお書き下さい。

　　　　（　　　　　　　　　　　　　　　　　　　　）

（　）自分の病気は回復しないと思う

（　）自分には希望を叶える力がないと思う

（　）家族が協力してくれないと思う

（　）社会が受け入れてくれないと思う

（　）今の薬は十分に合っていない気がする

（　）今の薬には副作用がある。どのような副作用がある
　　　か次の中にあてはまるものがあればいくつでも○を
　　　つけて下さい。
　　　（　）昼間でも眠気がある　　　（　）食欲が増えた
　　　（　）手がふるえる　　　　　　（　）体重が増えた
　　　（　）そわそわして落ち着かない
　　　（　）性欲が湧かない
　　　　女性に対して：　　　　　　　男性に対して：
　　　（　）生理が不規則である　　　（　）勃起できない
　　　（　）乳汁が出る　　　　　　　（　）射精できない
　　　（　）胸にしこりを感じる
　　　（　）その他の副作用がある。その副作用を下にお書
　　　　　　き下さい。
　　　　　　（　　　　　　　　　　　　　　　　　　　　）
　　　（　）その他，希望を叶えることの支障になっている
　　　　　　ことがあれば，下に自由にお書き下さい。

令和　　年　　月　　日
お名前＿＿＿＿＿＿＿＿

3．求められる2つの視点—臨床判断対強さモデル—

1982年，カンザス大学社会福祉学部のC.A.ラップ教授
（Rapp，C.A.）[13] は地域の中で生活している重篤で持続的な
精神疾患を持っている人々に対する支援技法として大学院生
とともに強さモデル（strength model）に基づくケースマネー
ジメントを開始した。その時代には，米国における拙速な脱
入院化政策によって，精神科病院を退院した重篤で持続的な
精神疾患を持っている人々がホームレスになったり，犯罪の
犠牲者になったりあるいは病院内より決して良いとは言えな
い悲惨な生活をしている人々がたくさんいた。ラップ教授た
ちは，それまではソーシャルワークの伝統的な方法に基づい
て，精神疾患を持っていて地域で悲惨な生活をしている人々
に対して，仲介モデルに基づくケースマネージメントを実践
してきた。それはまずクライエントの病理や障害あるいは欠
陥を同定し，その障害あるいは欠陥を矯正あるいは補強する
方法を探し出してマッチングさせることであった。すなわち，
住まいのない人にはナーシング・ホームやボーディング・ホー
ム，仲間のいない人にはデイサービスあるいは働く場を求め
る人には福祉作業所を引き合わせることであった。

しかしこの仲介モデルに基づくケースマネージメントは，
重篤で持続的な精神疾患を持っている人々の生活の改善や生

活の質の向上に寄与することはなかった。彼らは地域で生活するとは言っても，失業率は高く孤独な生活をし，彼らだけの狭い閉じられた空間で生きていた。彼らだけに許された住まいで生活し，彼らだけが集められた福祉作業所で働き，彼らだけの仲間づきあいしかできなかった。このような狭い閉じられた空間では彼らの生活の改善あるいは生活の質の向上は望めなかった。

　この現状認識からラップ教授たちは強さモデルに基づくケースマネージメントを開始した。その方法は，重篤で持続的な精神疾患を持っている人々の生活を著明に改善し，生活の質を向上させた。その方法はその後，全米に広がり他の諸国にも広がっている。

　強さモデルに基づくケースマネージメントでは，ソーシャルワークの伝統的な考え方とはまったく正反対に，クライエントの病理や障害あるいは欠陥に焦点をあてるのではなく彼らの希望，個人としての強さ，環境の中にある強さに焦点をあてるのである。それは伝統的なソーシャルワークから見れば完全なパラダイム転換である。まず彼らの希望を見出して，それが実現するように彼らとともに働くことである。その希望を実現するために彼ら個人の中にある強さ，たとえば才能，得意なこと，興味のあること，性格上の有利な面などを見つけ出す。さらに環境の中の強さ，たとえば家族が応援してく

れること，受け入れてくれる職場，参加できる地域の中の活動などを見つけ出すこと，もしない場合にはそれをクライエントとともに地域の中に創り出していくことである。クライエントの希望が非現実的な場合には，このような共同作業の中で修正されていくという。

このように，クライエントの希望と個人の強さおよび環境の中の強さを見つけ出す作業をラップ教授は次ページの表[13]のように記録している。

この表のように，クライエントの正の側面すなわち本人の希望を明らかにして，それを実現するためには本人にどのような強さがあるかを探し出し，さらに環境の強さとして本人の希望を支援するためにどのような支援や組織があるかを抽出する。ラップ教授たちは，環境の中に本人の希望を実現するために必要な組織がない場合には，それらの組織を創り出すように地域に働きかけることさえ行っているという[13]。彼らはクライエントの希望に優先順位をつけ，次にそれを実現するための個別計画を立ててケアマネージメントを実践している。

この方法は従来の障害に焦点をあてる仲介型ケアマネージメントとは正反対である。それはまた医学の視点とも正反対である。医学では患者の負の側面すなわち病理および症状に焦点をあてて診断し，それに基づいて治療を行っている。し

ケースマネージメント：利用者の強さの評価 [13]

ケースマネージャーの名前　　　　　　　　　利用者の名前

現在の状況： 今日は何が起きているか。 今何が利用可能か。	個人の希望，熱望： 何が欲しいのか。	資源（個人的，社会的）： 過去に何を利用したか。
	生活領域 日常生活状況	
	経済／保険	
	職業／教育	
	社会的扶助	
	健康	
	レジャー／余暇の援助	

何が優先事項か？

　　1.
　　2.
　　3.
　　4.

ケースマネージャーのコメント：	利用者のコメント：
ケースマネージャーのサイン	利用者のサイン
日付	日付

たがって，精神科医が地域で生活する重篤で持続的な精神疾患を持つ人々を治療し，ケアマネージャーなどとともにクライエントの生活を改善し生活の質を向上させるためには正反対の2つの視点が求められるのである。1つの視点は病理と症状に焦点をあてることであり，第2の視点はクライエントの希望，個人としての強さ，環境の中の強さである。

第 4 章

病識が欠如し治療を拒否する患者への対応

　精神科在宅診療では，病識が欠如しているか乏しいために服薬を拒否したりあるいは通院を中断した患者について，診療を依頼されたり相談されたりすることが少なくない。そのため，まず病識を持つことができない原因について述べる。

1．病識欠如の病因論

　自らが精神疾患に罹患していることを認識できない病因については大きく分けて二つの説がある。一つは心理的防衛説であり，もう一つは神経認知機能障害説である。心理的防衛説では，患者は自らが精神病に罹患したことに恥辱を感じて，それがなかったこととして否認しているとの考え方である。

神経認知機能障害説では，神経認知機能の障害によって自ら
が精神病に罹っているとの認識ができなくなっているとする
ものである。

　脳の損傷に基づく病識の欠如は病態失認（anosognosia）
と呼ばれる神経認知機能障害である。たとえば，脳卒中の後
遺症として左片麻痺が起こった場合に，患者の左足が麻痺し
ていることを無視して歩こうとして転倒したりする例，ある
いは両側後頭葉の障害によって生じた皮質盲の患者が見えな
くなっているにもかかわらず，見えないことが認識できずに
あたかも見えているように行動して失敗を繰り返す例などで
ある。X. アマダーら（Amador, X.）[1]は，精神病患者の病識
欠如を脳損傷患者の病態失認と同様であると考えている。近
年では，統合失調症患者の病識欠如については，心理的防衛
説よりも神経認知障害説が有力になっている[2]。その病巣部
位については，前頭葉を中心とする脳領域と考えられてい
る[3]。神経機能障害説に基づくならば，病識欠如は精神疾患
の症状の一つである。

　筆者はかつて精神科救急病棟で働いていたことがあった。
その時，入院時の急性症状からいったん回復した患者が病棟
内で再び急性幻覚妄想状態に陥ることがあった。それらの患
者は，「薬を飲まない」と言い出して，その後間もなく急性
幻覚妄想状態に陥る現象が見られた。その逆の順番で起こる

ことはなかった。すなわち急性幻覚妄想状態に陥った後で「薬を飲まない」と言い出すのではなかった。このことは，脳に障害が起こり病識が喪失して「薬を飲まない」と言い出し，さらに病勢が進行して急性幻覚妄想状態になったと考えられる。このような現象を見ると，病識の欠如はやはり幻覚や妄想と同様に症状の一部と考えたほうが良いのではないかと考えられる。

２．病識が欠如し治療を拒否する患者への対応
　─アマダーの四段階法[1]─

　このように病識が欠如し治療を拒否している患者に対して，病院へ行くこと，医師の診察を受けること，治療を受けることを説得することはきわめて難しい。「あなたは病気だ」と病識を持たせようと説得したり，「薬を飲みなさい」などと強制してそれが成功することはまずない。むしろそれは患者を怒らせて，患者との関係を悪化させるだけである。このような患者を持つ家族は彼らへの説得に疲れ果て，怒りや諦めの感情に苛まれながら相談に訪れる場合が多い。そのような家族に対して，患者に病識がないのは，決して家族に反抗しているからではなく，脳の障害のためであることを説明しなければならない。

このように受診や治療を拒否する患者に対しては，病気であることをわからせようとすることに焦点を合わせるのではなく，患者の話をまず傾聴することから始めなければならない。アマダー[1] は病識についての研究をする心理学者であるとともに，病識を欠如した患者を兄に持つ家族であるが，その彼は病識を欠如した患者と治療同意の関係を構築するには次の四つの段階が必要であるとしている。

第 1 段階：傾聴すること

まず病識を欠如している患者の身になり，彼らが何を感じ，何を考えているかについて，価値判断を停止してひたすら耳を傾ける。それとともに，彼らが将来に対してどのような願望や期待を抱いているかを知ることも必要である。そのことは後に彼らを支援していくことになった場合に重要になってくる。「なぜ」，「どうして」という言葉は詰問の響きがあるので使ってはならない。その代わりに，「その時にはどんな気持ちだったのですか」，あるいは「そうなったいきさつをもう少し聞かせてくれますか」などとやや婉曲な表現で尋ねるのが適切である。彼らの語る幻覚や妄想の内容に反論したり，反証しようとしてはならない。

第2段階：共感すること

　彼らが幻覚や妄想について語る時にも，その内容を真剣に聞き，それを信じることができなくても，そのような幻覚や妄想に苛まれている彼らの苦しみに共感することはできる。彼らの苦しみに共感を表すことができるならば，彼らは受け入れられたと感じるであろう。反射的傾聴は，その共感を伝える手段の一つである。それは，本人の発言を質問形式で繰り返し，本人の経験や物事の捉え方を真剣に理解しようとしていることを伝える。たとえば，「悪口が聞こえたんですね」，「みんなから狙われているんですね」などである。また相手と経験を分かち合うことが必要であり，「もし私が同じ立場だったら，同じことを感じたと思うよ」，「それはつらい経験ですね」などと伝えることもできる。

第3段階：同意できることを見つけること

　本人が感じているつらいことや苦しみの中から同意できることを見つける。それについて指示したり，助言するのではなく，問題点を質問する形式で抽出する。たとえば，「○○のことがつらいのですね」などと質問形式で確認することで，その問題に協力したい気持ちを表すことができる。統合失調症を持っている人は，単に幻覚妄想に苛まれているだけではなく，不眠や頭痛あるいは朝起きられないなど，いろいろな

身体的不調も併発していることが多い。また仕事が続かなくて悩んでいるとか，仕事をしたいが行けないなどに悩んでいることが多い。幻覚や妄想について一緒に考えることは難しい。しかし，身体的不調や仕事のことであれば，家族も一緒に考えることができる。また，彼らが何らかの願望や期待を持っているならば，それについて一緒に考えたり話し合うこともできるであろう。

第4段階：協力関係をつくること

本人と同意できた問題について，協力して取り組んでいく関係をつくることである。双方が同意できたことが必ずしも病院に行くこと，あるいは薬を飲むことになるとは限らない。しかし一つひとつの問題を双方が一緒に取り組んでいくことを繰り返すうちに，病院に行くことや薬を飲むことも選択肢の中に入ってくるであろう。

ここに述べたように，まず傾聴し，共感を伝え，同意できることを見つけて協力関係をつくるというアマダーの四段階のアプローチは，家族ばかりではなく訪問診療を行う医療者にとっても有用である。病院へ行くことを拒んでいる患者の家族などから往診を依頼された場合には，患者本人に会えるかどうかわからなくても，可能なかぎり訪問して患者の置か

れた生活状況を観察し，その中から患者に共感できること，同意できること，協力できることを見出さなければならない。

3．今後の課題

　以上のように，病識が欠如し治療を拒否する患者に対してアマダーの四段階方式のアプローチを用いたとしても，そのすべての患者から治療同意を得ることができるとは限らない。治療同意に至らなかった患者は治療を放棄されたままとなり，自傷・他害行為に及んだ時にようやく措置入院が発動されて治療が開始されるのが現在の精神保健福祉法である。

　この法律上の盲点によって，病識が欠如し治療を拒否する膨大な数の精神病患者とその家族の悲劇は続いている。

　米国においても，同様な状況がある[4]。1997年，E.F.トーリー（Torrey, E.F.）[5]は，アメリカの精神障害者の危機状況を告発する書を著わしている。アメリカでは何故にかくも多くの重篤な精神疾患の患者が路上生活をしたり刑務所に入っているのか，あるいは彼らは治療を受けさえすれば暴力を振るうことは少ないにもかかわらず，彼らは何故にかくも多くの暴力事件を起こしているのかなどについて，トーリーは精神医学者であるとともに患者家族でもある立場から，アメリカの精神医療が法律モデルの偏重によって精神障害者が治療

を受ける権利から疎外され社会の日陰に追いやられている結果だとしている。彼はその著書[6]において「法律的愚挙から常識へ」と激しい言葉で精神医療における法律モデルへの偏重を非難し，それから医療モデルへ転換することを主張し，患者の治療を受ける権利を確立するように求めている。

米国においては，精神医療における法律モデルへの偏重の問題点は A.A. ストーン（Stone, A.A.）[4]によっても論じられている。彼は危険性のみを措置入院基準とする法律モデルの偏重によって，次のような弊害がもたらされたとしている。①精神障害者による暴力が増大したこと，②治療継続性が中断されること，③最も重症の患者が治療を受けずに放置されていること，④入院の場から家族が排除されたこと，⑤医師が患者に対する治療的責任が行使できなくなったこと，⑥精神科医が治療者と社会保安要員との二重の役割を負わされたことを指摘している。また，患者家族として D.A. トレッフェルト（Treffert, D.A.）[7]は，「患者は守られた権利によって死んでいく」と過激な言葉で法律モデルを批判している。

我が国においても，精神障害者に対する人権尊重の思潮は，精神保健福祉法の度重なる改正によって，精神科病院での不祥事を防ぎ，その開放化を推進してきた。しかしその一方では，人権主義は，自らの疾患をその疾患の結果として認識する能力を失った多くの患者から治療を受ける機会を奪う結果

をもたらしている。危険性要件のみからなる現在の措置入院基準は，危険性がない限り治療を受ける権利を奪い，周囲の人々から精神病患者への憎悪を招いていると考えられる。我が国では幸いにして医療保護入院制度があることによって，アメリカにおけるように家族が入院の場から排除されることはない。精神保健福祉法三十四条の移送制度は，自治体によって相違はあるが，必ずしも患者の治療を受ける権利を保証するほどには機能していない。さらには，地域で生活しているが種々の病的言動があり，精神保健福祉法二十二条の保健所申請のなされている患者についても，人権の美名のもとに，彼らの治療を受ける権利を阻害し，いたずらに放置されている場合が少なからずある。

　病識が欠如し治療を拒否する精神病患者は，自らの疾患の結果として自らの疾患が認識できなくなっていることを理解するならば，彼らに治療を受ける権利を保証しないことは，それこそ大きな人権侵害と言えるのではないであろうか。これらの患者の示す治療拒否は，必ずしも権利の主張ではなく，自らの疾患を認識できないことに由来するのである。

　我が国でもようやく地域精神医療の時代が幕開けしようとしているが，これを機会に自らの疾患を認識できず治療を拒否する患者に対しても治療が保証されるように，法律と行政施策が整備されなければならない。それがなければ，患者本

人の悲劇が続くばかりではなく，家族の苦悩と負担が和らぐこともなく，かつまた地域住民の精神障害者についての理解も進まないのではないかと思われる。

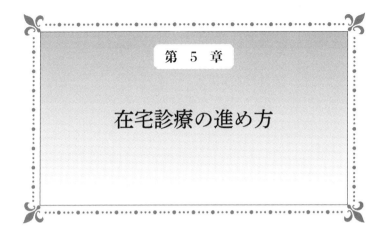

第 5 章

在宅診療の進め方

　精神科在宅診療において，まず第一に病院あるいは診療所での診療と大きく異なることは，初回訪問がきわめて重要なことである。在宅診療では初回訪問時に名刺を差し出して自己紹介を丁寧に行うことである。その際に，自己紹介だけではなく何故訪問することになったかも説明しなければならない。在宅診療の要請は患者本人から直接なされることが少なく，家族やケアマネージャーなどからなされることが多いからである。したがって，初回面接時にはできるだけ家族やケアマネージャーなどにも同席してもらうことが望ましい。

　問診は本人にとっての「今，ここ（here and now）」の問題から始めて，それらが生活にどんな困難をもたらしているかを明らかにし，さらにそれらに医学的問題がどのように関

与しているか明らかにするために症状について聴取する。すなわち問診の焦点は，生活障害が主となり症状は従となる。これは病院や診療所の場合には，症状が主となり生活障害が従となるのと対比すると正反対である。たとえば，しばしば見られる事例であるが「夜眠れない」と訴える患者がいる。その患者は万年床の上にいて起床するのは昼頃であるという。これは不眠の問題というより生活リズムの問題と考えられるので，薬物療法よりも生活リズムを改善するための生活指導が優先される。あるいは「夜眠れない」と訴える患者に，眠れない夜をどのように過ごしているかを尋ねるとSNSをしていると言う。このような患者には，夜9時以降はSNSをしないように生活指導するとか，日中の活動を多くするようにとか，本人の生活に基づいた生活指導をすることが薬物療法よりも優先される。

　また筆者は患者本人と治療目標ないしリハビリテーション目標を共有するために，なるべく早い時期に第3章で述べた「回復を目指す質問票[12]」を記入してもらっている。そこに記された患者の希望を実現するように協力することによって，患者の生活の質の向上を図ることができる。このアプローチは，猪飼[1]が病院中心主義の時代が終焉した後に来ると予想している医療・保健・福祉の包括ケアの時代が目指している生活の質を向上させる方向と一致している。

精神科在宅診療では通院が困難な人が多いので，専門的な治療を必要とせず一般臨床で対応できる程度の身体医療を引き受けることが少なくない。あるいは，専門治療機関において確定された治療法の紹介を受けて，それを継続する場合もある。

また在宅診療では地域にあるいろいろな保健，医療，福祉機関と連絡を取り合い包括的に支援していかなければならない。作業所ないしは就労支援が必要となった患者に対して，相談支援センターに連絡して相談支援専門員の支援を受けることができる。あるいは，生活に介護が必要な高齢者の場合には，地域包括支援センターに連絡して支援を受けることができる。

その他にも，訪問看護が必要な事例あるいは薬の配達や服薬指導をしてくれる薬局との連携が必要になってくる事例もある。

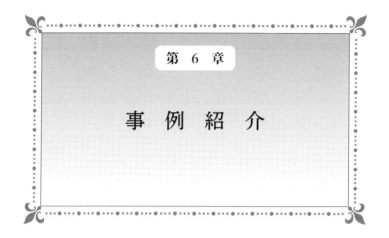

第 6 章

事 例 紹 介

　まず，以下に紹介する事例の治療環境を明らかにするために，筆者が精神科在宅診療をしている調布市の特徴について述べる。

　調布市は世田谷区の西側に隣接する東京都のベッドタウンの１つであり，東京駅から50分ほどの距離にある。住宅地と農地が混在している中に約24万人が住んでいる。精神医療機関としては，診療所が13か所あり，精神科病院が３か所ある。それらの精神科病院のうち在宅診療をしているのは１か所だけであり，筆者はそこに所属している。その精神科病院には３つの病棟があり，急性期病棟60床，認知症病棟48床，児童思春期病棟48床である。またその特徴は慢性病棟はなく地域密着型病院であり，通所リハビリテーション，

訪問看護ステーション，就労継続支援Ｂ型事業所，地域生活支援センター，共同生活援助施設，生活介護施設，介護老人保健施設，サービス付高齢者向け住宅などと連携している。筆者はその精神科病院に週１日出勤し，看護師とともに１日６〜８人の在宅診療を行っている。

１．通院が困難になった事例

第1例　グループホームでひきこもりとなった女性（Ｊさん）

訪問診療を開始した経緯と理由：

Ｊさんはグループホームでひきこもりになった。同ホームの世話人より当院の地域連携係へ電話があり，通院も中断しているので訪問診療の要請が入った。

初回訪問時の生活状況と精神症状：

2023年１月に初回訪問した時には，玄関から室内まで物で溢れ片づけた様子はなかった。窓には黒いカーテンが閉じられていた。グループホームの世話人に立ち会ってもらう中でＪさんはマットの上に起座し面談に応じた。「人とかかわるのが怖い。理由もなく漠然と怖い」と訴えるが，被害妄想様の解釈はなく，思路弛緩もない。睡眠は不規則で生活リズムは乱れていた。やる気が起きないとの訴えも見られた。2

〜３か月前から外出できなくなったが，食事は配達を頼んだり，ネットスーパーで食材を買って調理して食べているという。希死念慮について尋ねると「死ぬのも怖い」とそれを否定した。不安・抑うつ状態と考えられたが，差し迫った生命的危険がないと考えられたので入院治療は必要ないと判断し，訪問診療を勧めた。

生活歴と現病歴：

20歳代のＪさんは大阪にて２人姉妹の姉として生育した。妹は発達障害と診断されている。物心がついた頃から怖がりだったという。その頃に「発達障害のグレーゾーン」と言われたことがあった。小学校４年生の時に外へ出るのが怖くなり，精神科を受診して「全般性不安障害」と言われたことがある。半年ほど，家で寝たり起きたりの生活をしていた。

その後も不安・抑うつ状態は時々起こり，「うつ病」，「反復性うつ病」，「双極性障害Ⅱ型」などと言われ，登校したり休んだりしていた。中学時代は市営の不登校児のための施設へ通っていた。高校は通信制で割と穏やかに過ごしたという。どんなアルバイトをしても，人間関係が怖くなり辞めてしまう。しかし，個人店主の喫茶店で働いていた時だけは，周りの人が本人の調子を理解してくれたので３年ほど続いたことがあった。

22歳時からＡ型作業所に通所していた。本人は「自分の

おかしいところ」として，「精神年齢が異常に若い」，「空気が読めない。察せられない」，「コミュニケーションが上手くできない」，「親友ができたことがない」などを挙げている。

2021年4月，23歳時に過干渉な母親と不倫を自慢する父親が嫌になり家出して，東京に住んでいる大阪で知り合った男友達の家へ転がり込んだ。その後，服薬を中断していたところ，不眠，パニック，吐き気などが生じたので同年9月よりM精神科診療所へ通院を始めた。しかし不安，過呼吸，外出困難などがあり，アルバイトや就職もできなかった。2022年6月，同棲していた彼氏から「幼なすぎる」と言われて彼の家から追い出されたという。

その後，調布市こころの健康支援センターを通してグループホームへ入居し生活保護を受給している。通院は続けていたが，抑うつ気分，パニック発作などが続いていた。同年10月より「外出するのが怖い」と言ってひきこもり通院が中断した。同年12月に訪問診療の要請があり，翌2023年1月から訪問診療を開始した。

初回訪問時には，不安・抑うつ症状が顕著でひきこもり状態であった。その時のJさんに，病気が良くなったらどうなりたいと思っているか知るために，「回復を目指す質問票」（25〜27頁参照）を記入してもらったところ，「自力で稼いで生きていく」，「友達欲しい」，「仕事がしたい」，「結婚したい」

などの希望があることが記されていた。私たち診療班はこれらの彼女の希望を治療目標として支援することとした。薬物療法と並行して睡眠・覚醒リズムを正常化させるように生活指導した。不安・抑うつ症状は徐々に改善し外出する機会も増えてきた。

約半年が過ぎた頃に，私たちが指示する前に自ら調布市こころの健康支援センターの職員とともに作業所探しを始めた。本人はＡ型作業所に登録し，主としてテレワークをしている。それからさらに半年過ぎた頃には，彼氏の「自立していればまた一緒に暮らしても良い」という言葉に励まされてＡ型作業所を探していた。それからさらに３〜４か月過ぎた最近になって，彼氏から「新しい彼女ができた」と絶縁メールが届いたという。しかし幸いなことに，今回は大きな精神的な動揺は見られず，抑うつ症状の再発もなかった。さらに自立したいという意欲もそれによって削がれることもなく，グループホームの入居期限も切れるのでアパートを探しているところである。アパートへ転居した後でＡ型作業所を探す計画であるという。私たちも訪問診療を終了して通院治療へ移すタイミングを見計らっているところである。

病名：①広汎性発達障害，②反復性うつ病性障害

コメント：

この事例は通院治療でもなく，入院治療でもなく，他の選

択として訪問診療がありそれが有効であったことを明示している。そしてそれは今後，我が国の地域精神医療を発展させるためには精神科在宅診療が普及していくことが必要であることを端的に物語っている。

第2例　脊柱管狭窄症を併発し歩行困難となり通院できなくなった50代男性（Kさん）

訪問診療を開始した経緯と理由：

Kさんは A 精神科病院の外来に通院しながら同院のデイケアに通所していた。しかし脊柱管狭窄症のため手術を受けた後で歩行困難となり，デイケアも中断し通院も困難となったので自ら当院に電話して訪問診療を要請した。

初回訪問時の生活状況と精神症状：

Kさんは障害年金2級と生活保護を受給しながらアパート1階の一室で一人暮らしをしていた。初回訪問診療時には江東区からやってきた母親が同席した。疎通性は良好であり，思路障害はなかった。寝つきが悪く生活リズムが乱れ，足がぴくぴく痙攣するとの訴えがあり，さらに意欲が湧かないことなどの訴えも認められた。部屋の一隅にある本棚にはたくさんの蔵書があり読書家と見えた。17歳時よりパソコンで日記をつけているという。歩行困難のため外出できないので，食事はネット通販でカップ丼などを取り寄せたり，友達が毎

日のように弁当を買って持ってきてくれるという。洗濯や掃除は数週間に1回しかやらない。入浴はシャワーのみ浴びているという。

生活歴と現病歴：

江東区にて妹と同胞2人の兄として生育した。幼少期には腕白で駆けずり廻っていたという。小学校時代の成績は中程度であったが，中学校時代には優良となり都立高校へ進学した。しかし高校時代には友達ができなかったが，除け者にされていたわけではないという。本人も親も大学へ進学するものと思っていたが，高校3年の夏休み頃から夜眠れなくなり，机をどんどん叩いたりするようになって，9月から登校しなくなった。

1984年9月，某精神科診療所を受診し「思春期適応障害」と診断されて埼玉県のK精神科病院に入院した。高校は出席日数が足りていたので卒業できた。高校卒業後は，家庭内で暴力を振るうことが重なり，同病院へ数回入退院を繰り返したので進学ないし就職はしていない。26歳時にイライラ感が強く攻撃的になり家庭内暴力も激しかったので，都立病院精神科へ救急入院した。その翌日，調布市のA精神科病院へ転院となった。27歳時に同院を退院し，以降，同院外来へ通院しながら同院のデイケアへ通所していた。30歳時より東府中にて一人住まいを始めた頃より不安焦燥感は少なく

なった。41歳より生活保護を受給している。53歳時に脊柱管狭窄症のため手術を受けた。その後歩行困難となりデイケアを中断していた。

通院も困難となったので，2022年6月より当院の訪問診療を開始した。私たちは，Kさんに「回復を目指す質問票」（25〜27頁参照）を記入してもらった。それによると，Kさんは病気から回復したら「彼女が欲しい」という希望を持っていた。私たちは，そのことをKさんと共有する治療目標とした。その治療目標に向かって，薬物療法と並行して，「毎日自宅で行う歩行練習」や「生活リズムの正常化」など，Kさんの生活に根差した生活指導を実施した。1年ほど経過すると，Kさんは近所のコンビニへシルバーカーを押して行くことができるようになった。うつ症状も改善し，ほぼ寛解状態となった。

しかしその頃から再び生活リズムが崩れ，生き甲斐がなくなった様子で「今は彼女が欲しいという希望もなくなった」と述べるようになった。これはKさんが何らの社会活動をすることもなく，自宅に閉居して過ごしてきたことによるものではないかと考えられた。そのため第3章第1節のICFの生活機能で述べたように，精神疾患を持つ人の生活機能は活動ないし参加の機会があると高くなる。そしてそれによって健康状態が改善されることが期待される。そのことからKさ

んには何らかの社会活動に参加する必要があると考えて，調布市福祉課職員および相談支援センターの相談支援専門員と一緒に訪問した。今後，アパートにひきこもることなく何らかの社会的活動に参加するにはどうしたら良いかＫさんとともに話し合った。Ｋさんは相談支援専門員が提案した東京都が運営するネットによる就労支援講習に興味を示したので，今後はそれを推進することとした。

病名：①反復性うつ病性障害，②脊柱管狭窄症術後状態

コメント：

本人の希望を治療目標として共有することは大切だと考えられたが，Ｋさんの場合にはそれだけでは十分ではなかった。健康の回復と生活の質の向上を図るためには，何らかの社会活動あるいは社会参加が必要と考えられた。

第3例　有料老人ホームに住んでいる被害妄想が顕著な女性（Ｄさん）

訪問診療を開始した経緯と理由：

70歳代のＤさんは，長く精神科病院に入院していたが，慢性病棟の閉鎖に伴って有料老人ホームへ退院した。そこより精神科へ通院することが困難だったので訪問診療を依頼された。

病名：統合失調症

生育歴・現病歴：

姉妹2人の妹として東京都内にて出生した。14歳時に幻聴が聞こえるようになり，国立国府台病院へ6〜7か月入院した。高校2年生頃に中退して自宅で過ごし，職歴なく，婚姻歴もない。28歳時，幻覚妄想が顕著で衝動行為もあったために当院へ初回入院した。退院後には，自宅で無為自閉的に過ごし，時折独語や空笑が見られた。またその後も，被害妄想に伴って家族への暴力行為があり，複数回入院したことがある。47歳頃にも1年余入院して退院したが，通院が不規則となり母親に暴力を振るうようになったので1998年に入院となり2006年に退院した。しかし，退院後間もなく再発して7回目の再入院となり2021年まで長期入院していた。同年，当院の慢性病棟の閉鎖に伴って現在の有料老人ホームへ入所した。このように若年で発病し社会生活の経験はなく，成人してからの人生のほとんどを精神科病院で過ごしてきた人である。

有料老人ホームの中での生活状況：

トイレ，洗面所，テレビのついた個室で大部分の時間を過ごしている。食事の時には食堂に出てきて他の人たちと一緒に食べているが，交流はほとんどない。本人によれば他人の話は聞いているが，自分から話すことはないという。入浴には自ら入り，身なりも小綺麗にしている。睡眠，食欲ともに

第6章 事例紹介　57

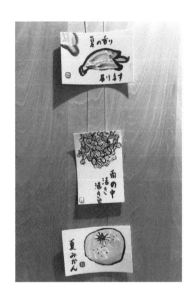

Dさんが描いたはがき絵（カラー版は表紙に掲載）

良好である。「病院では仲間外れにばかりされていたが，ここではされない」と述べ，ホームにいることに満足しているようである。

　ホーム内で行われる月例の「はがき絵」教室や月2回の習字教室，その他のレクリエーション活動にも参加している。Dさんが描いたはがき絵は色彩も豊かで構図もしっかりしているので上に示した。これを見ると精神生活は意外と豊かなのではないかと考えられる。なお，はがき絵の掲載にあたっては本人から文書による許諾を得たことを記しておく。

しかし訪問医との面談ではまったく異なった様相を示す。思路は弛緩し妄想が顕著である。たとえば「頭をカールした男の人が来て恥毛を剃って病院へ行かせようとした」,「私にもう一人ミヨちゃんを生ませようとした」,「朝起きたら体から鉄砲が出て来て隣の人を撃っちゃった」などである。しかし,それらのことをホーム内の他の人たちに話している様子はないようである。

コメント:

若い時に統合失調症を発病し人生の大半を精神科病院で過ごし晩年になって有料老人ホームに移り,その中での生活に適応し満足しているようである。現在も思路障害や妄想が顕著であるが,一方では本人の描いたはがき絵から窺い知られるように精神内界は意外に豊かであることに驚かされる。またホーム内のいろいろな活動にも参加しているが,自分の妄想については仲間たちに話さず,もっぱら話を聞いているという適応力の良さにも感服した。統合失調症が慢性化すると精神内界も貧困になるとされてきたが,それはホスピタリズムによってもたらされた可能性を示唆しているのではないかと思われる。

第4例　高層アパートの4階に住み玄関ドアに鍵を二重につけている70代男性（Fさん）

訪問診療を開始した経緯と理由：

Fさんは毎月1回，近くにある大学病院の精神科外来へ通院していた。しかし，高齢となって通院することが難しくなってきた。そのため，ケアマネージャーより訪問診療の要請が入った。

生活歴・現病歴：

愛媛県にて兄弟2人の兄として生育した。小学校時代には父親の転勤に伴って，たびたび転校していた。某国立大学工学部に在学中の22歳頃に「新聞が自分のことを言っている」と訴えるようになり，当時両親が住んでいた東京都八王子市のH精神科病院に入院した。大学卒業後は都内のIT企業に就職した。27歳時にも思考伝播や人が話しかけてくる感じがして，約9か月間H精神科病院に入院した。その後，結婚し一女を得たが，妻が離婚して家を出て行ったので9年間父子家庭となって娘を育てたという。

59歳時には，希死念慮が出て過量服薬による自殺企図があったためにK精神科病院に約2か月間入院した。退院後はK精神科病院外来へ通院していたが，定年退職に伴って転居したので近くにある某大学病院精神科へ転院して通院を継続していた。62歳時に父親が亡くなり，その亡父が全遺産を

本人に相続させるという遺言を残していたので弟と争いとなり，それ以来，弟が空き巣に入ったり，夜間に侵入して来るようになったという。

　訪問時の生活状況と精神症状：

　初めて訪問したのは2022年10月であった。Fさんは6階建ての高層アパートの4階に一人住まいしていた。玄関の鉄扉には鍵を2重につけ，さらに扉の隙間をガムテープで閉じていた。室内は散乱し足の踏み場もない状態であった。薄いカーテンは閉じられたままで薄暗い部屋であった。中には大きなテレビが置かれ，卓上にはノートパソコンが3台並んでいた。ランニング・マシンも1台ある。「弟が留守中に家に勝手に入ってくる」，「嫌がらせをする」などの訴えがあった。また部屋をきれいにすると泥棒にとって楽になるからしないのだという。つまり部屋が乱雑なのは防犯の意味があるのだという。また入浴は嫌いなので入っていないという。煙草は1日20本ほど喫っている。歩くと息切れがしてつらいと言うが，呼吸器内科で精査を受けたものの器質的異常は指摘されなかった。また頑固な便秘を訴えていた。睡眠薬を服用しているが不眠があり，睡眠・覚醒リズムは崩れていた。生活に必要なものは通販で取り寄せている。食事はほとんど電子レンジで温めて食べることができるものである。思路はやや弛緩し疎通は十分とはいかなかった。陰性症状のため閉居が

ちで，自宅でパソコンをしながら過ごしていた。要介護1で
訪問看護とホームヘルパーの支援を受けている。

　Fさんは不眠に苦しみ，睡眠・覚醒リズムが崩れていたの
で，まずその問題からアプローチしたほうが良いと考えて，
日中はカーテンを開けておくこと，昼寝はなるべくしないこ
と，朝はできるだけ決まった時間に起きるようにすること，
夜中にSNSをしないようにすることなどFさんの生活に根
差した生活指導を実施した。Fさんの生活リズムは少しずつ
改善してきた。それから1年ほど経った頃，1LDKの部屋
の一隅に艶めかしい布団が敷かれ枕が2個置かれていること
に気づいた。ケアマネージャーによると彼女ができたのだと
いう。またその頃，Fさんから「自動車免許はすでに返却し
たが，もう一度取得しても良いか」と相談があった。おそら
く，彼女とのドライブ旅行を夢見ているのではないだろうか。
しかし，医師としては高齢者のドライブは避けたほうが良い
と助言せざるを得なかったのは残念であった。部屋の中も以
前より少しずつ片づいてきた。弟が侵入して来るという話も
あまりしなくなった。

　病名：統合失調症

　コメント：かつては精神科病院の一隅にたくさんいた妄想
患者の一人であるが，Fさんは妄想を持ちながらも，高層ア
パートの一室に住み，恋の花も咲かせていることに感動を覚

えた。

第5例　本人が通院できなくなり母親のみが通院していた
事例（Hさん）

訪問診療を開始した経緯と理由：

20歳代男性のHさんは東京都立松沢病院に5回入院した
ことがあった。その入院は本人もしくは家族の要望が強くて
いずれも早期退院となった。退院後は強度の不潔恐怖のため
閉居し本人自身が通院することは稀であり，主として母親の
みが通院していた。そのため当院の訪問診療を受けるように
勧められて紹介された。

生活歴と現病歴：

同胞2名中第2子で長男として切迫仮死にて出生した。1
か月および3か月健診で反射が見られず要観察になった。言
葉の遅れはなかったが，初歩は遅れ1歳8か月であった。幼
少期より孤立傾向があり，社会性やコミュニケーションの障
害もあり，不器用であったという。喘息もあったので小学校
の頃から休みがちであった。記憶力は良く小学校4年生頃ま
では成績は中程度であった。漢字は得意であったが算数は苦
手であった。小学5〜6年生頃になると勉強についていけな
くなった。中学2年生から不登校となり，フリースクール
に通うようになった。そこに8年間通って22歳で卒業した。

友人関係を求めたが長続きする友達は得られなかった。同居家族は父親，母親，姉との4人暮らしである。

18歳時に寝起きが苦しくなり外出できなくなったので武蔵野赤十字病院を受診した。同院外来で「うつ状態」として治療が開始された。しかし本人はほとんど受診せず母親のみが通院していた。21歳時より不潔恐怖が始まり，入浴や手洗いに時間がかかるようになった。22歳時より不潔恐怖，洗浄強迫が激しくなり，家族の希望により，東京都立松沢病院に初回入院した。入院後にも洗浄強迫，排泄強迫に長時間を要し，なかなか自室から出ることができなかった。食事も自室で摂取していた。徐々にホールに出ることができるようになり，食事も食堂で摂取することもあった。約1か月後に本人から退院の希望があって退院し，同院の外来へ通院することとなった。

退院後に本人は受診できず母親のみが通院していた。閉居がちとなり生活リズムは乱れ，スマホへの依存が顕著となった。26歳時，本人自身もそのような生活を問題と感じて入院治療の希望があったので同院へ2回目の入院をした。入院翌日より，定時に起床し日中もホールで過ごし，少ないながらも他患者との交流も見られた。入院して8日目に本人からの退院希望はなかったが，まず母親から次いで父親から電話で退院希望が入り退院となった。退院後は再び閉居がちの生

活を過ごし，通院も母親のみが通院することが多かった。日中活動や訪問看護の導入も行えなかった。

　28歳時，本人から再び閉居からの脱却と生活リズムの改善を目的に入院希望があり，同院へ3回目の入院をした。しかし入院から4日目に本人が「入院して休めました」と述べて退院を希望したので同日退院となった。退院後10日ほどした頃に夢幻様状態となり，「気がついたら外にいて，自分でもおかしいと思いながら」数十キロにわたり歩き続けた。その間に無銭飲食をして警官に保護されたこともあり，また当初身に着けていた上着，鞄，スマホなどを失くしていた。そのため両親に連れられてきて同院へ4回目の入院をした。

　入院後は他患者と談笑する様子もあったが退院希望が強く，入院17日目に退院した。退院後は同院外来へ通院していたが，本人も家族も薬物治療に対する不信感や抵抗感が強く，処方されたより少ない量を内服していた。

　その後，不潔恐怖に行動が支配され食事を摂るのにも苦痛を伴うようになった。そのため28歳の後半に同院へ5回目の入院となった。入院後には強迫観念に支配されて衝動行為の恐れが切迫していたので，隔離室に収容された。第10病日には病状は改善し，一般病室に移室した。第18病日に本人と家族からの要望によって退院した。退院後，本人は2回通院したのみで母親が来院し処方を継続していた。不潔恐怖

は増悪し，排尿もトイレに行けず尿瓶を使い，保清行為もできず家族が介助するようになった。自身の持ち物を家族が触れただけで情動が不安定となって除菌シートで拭くようになった。また自身の体にも触れられなくなった。29歳時に同院より家族へ訪問診療が勧められ当院へ紹介された。

　2019年12月，当院の訪問診療班が初めて訪問した時には，話しかけには弱々しく答え，無為自閉がかなり進行していた。不潔恐怖と洗浄強迫が強く完全に閉居して排泄も入浴も母親によって介助されていた。スマホで音楽を聴くのを好み，そのため夜通し起きていることもあり，生活リズムも乱れていた。薬物療法とともに曝露反応妨害法を施行されて，病状は一進一退であった。

　それから約1年半後の2021年7月に，私たちの訪問診療班が前任者たちを引き継いだ。その時の生活状況と精神症状を述べると，Hさんはアパートの1室に父親，母親，姉と4人で生活していた。

　私たちの初回訪問時には，本人は万年床の上に起座し，思路障害は見られず疎通性は保持されていた。「体に触られたら不快です。自分でも触れない」と身体診察は拒否した。不潔恐怖とそれに伴う生活障害は前任者が記載した通り重度なものであり，訪問診療で対応できるレベルではないと考えられたので，入院治療を勧めたところ母親から「家族のスキン

シップができない」と断られた。そのため訪問診療を前提に治療を考えなければならなかった。まず本人に「回復を目指す質問票」（25〜27頁参照）を記入してもらったところ，本人の病気が良くなったら実現したいこととして「またライブに行きたい」と記した。私たちはそのことを本人と共有する治療目標とすることとした。それを実現するためには，まず生活リズムを正常化することを提案した。しかしその案は，母親から「本人の唯一の楽しみは夜中に音楽を聴き SNS をすることだから，それを取り上げることはできない」と断られた。

　そのため私たちは次の提案として，第3章第1節で示した ICF の生活機能構造モデルで述べたように，何らかの社会活動，もしくは社会参加をすることは H さんの健康状態の改善のために必要と考えて，閉居している生活から一歩でも外へ出て過ごす時間を持つように勧めた。その案は母親からも受け入れられたが，実行は困難なようであった。しかし半年くらいした頃，母親から「○日と□日に家族と買物に行ってきた」と嬉しそうな報告があり，それに対して本人は「これからもっと出かけたい」と希望を添えた。私たちは日中の活動を増やすことで生活リズムを改善できるかもしれないと期待した。しかしそれから2週間ほど過ぎた頃，本人が全身の局在不明の痛みを訴えたので武蔵野赤十字病院へ緊急受診した。

しかし精査しても著明な変化がないとされ，当院へ緊急入院した。

　入院して間もなく痛みは軽減し，3日目に本人からも家族からも退院の申し出があった。当院の入院担当医は入院の継続を説得したが退院となった。しかし幸いにしてその時の入院担当医が退院後には本人が外来通院することを約束することに成功した。それから1年余，本人はその担当医への外来通院が続き，今では一人で電車に乗ることもできるようになっている。

　病名：①強迫性障害，②広汎性発達障害

　コメント：

　Hさんは母親との強い共生関係にあり，それが病状を増悪し長引かせていると考えられたので，治療環境を家庭から病院へと変える必要があると考えていた。しかし本人も家族も入院治療を受け入れなかった。この事例では，訪問診療は本人による通院治療に移行するまでの一過性のつなぎになったと考えられる。その意味で治療への一歩前進になったのではないであろうか。

第6例　通院予約を守れなくてさまざまな医療機関を転々としていた30代女性（Cさん）

訪問診療を開始した経緯と理由：

Cさんはさまざまな症状や愁訴を持ってたくさんの病院や診療所を受診してきたが，いずれも通院予約日に眩暈がしたり体が動かなくなって通院を守れなかったので，ついに訪問診療を受けたいと当院へ要請があった。

生活歴・現病歴：

石川県K市にて同胞2人の第1子として出生し下に弟がいる。小学校の低学年の頃より，睡眠・覚醒リズムが乱れていて登校できないことが月に数回あった。また時々，「意識はクリアだが体に力が入らない」状態になることがあった。この脱力状態は現在も断続している。中学時代には生活リズムが崩れ，昼は寝ていて夜は友達の家へ遊びに行って，ほとんど登校しなかったという。また家出して友達の家に行ったり，行方不明になったりしたこともあったという。また年齢を誤魔化して働いていたこともあるという。高校時代には夜に働く棚卸の仕事などをして，ほとんど登校しなかったという。そのため1年留年して卒業した。

高校卒業後は大阪にある音楽大学短期学部へ進学し単身生活を始めた。その頃より不眠に苦しみ心療内科を受診し，多種多様な睡眠薬をかなり大量に服薬していた。また，頻脈

や「胸がキリキリ痛む」などの症状のため循環器科なども受診したことがある。23歳時には，微熱，動悸，胸部圧迫感，疲労感，筋力低下，頭痛などのため大阪大学病院神経内科へ入院し諸検査を受けたが異常が見られず，「慢性疲労症候群の疑い」とされた。短期音楽大学を1年余分に留年して卒業した。その頃には「意識はクリアなのに体が動かなくなる」状態が頻回に起こるようになった。それは短い時は15分くらいであるが長い時は2〜3日も続くことがあった。その間，食事も何もできなくなった。人の話しているのはわかるが自分が答えることはできなかった。そのような脱力状態が月のうち半分以上は続くこともあったという。

26歳時に，東京で一緒に事業をしようという人が現れて東京へ移住した。東京ではモデルなどの仕事をしたり，女優になる勉強をしていたという。東京でも心療内科を受診し，かなり大量の睡眠薬の処方を受けていた。その頃，1週間ほど動けなくなった。トイレにも行けなくなり，布団に汚物が散乱する事態になった。またペットボトルの水もなくなり，死ぬほどの飢餓感に襲われて自ら119番通報した。どこかの救急病院に入院したが，入院中の記憶は曖昧であるという。

27歳時，アルバイト先で「あなた大丈夫？　病んでいるんじゃない？」と言われてショックを受けて，ベゲタミンA87錠を過量服薬して国立国際医療センターへ3日間救急入院し

た。そこを退院して5日後に再びベゲタミンA38錠を過量服薬し昏睡となり慶應義塾大学病院救急科へ入院した。Cさんはあれだけ大量服薬したのに生きていることに驚いたと語り，このエピソードについてまるで他人事のように切迫感はなく語り，抑うつ感も希死念慮もなかったという。このことから，このエピソード時には解離状態であったことが疑われる。

　同大学病院救急科への入院から1週間後に退院し，地元のK市へ帰省した。K市では，地元の大学病院精神科へ通院を始めた。その1か月半後にまたベゲタミンA50錠の大量服薬をして昏睡となり同大学病院の集中治療室へ入院した。翌日，意識鮮明となり退院した。その時も，抑うつ気分も希死念慮もなく，Cさんは何事もなかったように生活していたという。その後，同大学病院で「双極性障害」と診断され通院していたが，通院は不規則で母親が代理受診することがたびたびであった。一方では，失神様症状もあり同大学病院神経内科も受診している。そこでは，脱力発作は器質的要因としては考えにくく心因性昏迷とも考えられるとされた。

　30歳時にCさんは東京で生活するようになった。しかしK市の大学病院精神科へは母親だけが通院していた。東京生活が続いたので31歳頃に上野にある某精神科クリニックに転院した。またその頃ライブで知り合った彼氏と同棲するよ

うになったが，全身の倦怠感が強くなり体がほとんど動かない状態になるために彼氏が代理受診することが多くなってきた。

32歳時，以上のようにどこの医療機関においても通院予約が守れなかったので当院の訪問診療を受けたいとのことで初診した。初診時のCさんは，次のように多彩な精神身体症状を訴えていた。①眠れない，②体がだるい，③月に1回40℃ほどの発熱がありヘルペスも併発して1〜2週続く，④移動すると気持ちが悪くなる，⑤もの忘れがひどい，⑥動ける時も車椅子での移動が多い，⑦働くことができない，⑧1日の半分以上寝ていないと具合が悪い，⑨元気な時でも歩けるのは6時間ほどである。これらの多彩な愁訴から単一の器質的疾患を想定するのは困難であると思われる。

その後，当院の訪問診療が開始されたが，訪問しても本人が2階の寝室から降りてきて面談できたのは3〜4回に1回であった。訪問医は入院治療を勧めたが同意しなかった。当院初診から4年後，私たちが訪問診療を引き継いだ。私たちが初めて訪問した時に玄関には車椅子が置いてあった。この時もCさんは2階の寝室から降りてくることができなかった。その時に彼氏から得た陳述は次のようなものであった。「午前中は寝ていることが多く，午後に下の居間に降りてくることがある。食事は僕が作って本人のベッドに持っていってや

る。本人は食べられる時に食べるが不規則である。入浴は軽くシャワーを浴びているが，それも僕がやっている。大小便は自立している。生理は定期的にある」と要介護状態であることが窺えた。寝室も居間も窓を閉め切ったままで過ごし，生活リズムは完全に崩れていた。

　3回目の訪問時にようやく面談することができた。疎通は良好で思路弛緩はなく，不安・抑うつ気分もなく，とても要介護状態の人には見えなかった。今一番困っていることを尋ねたところ「意識がクリアにあるが体が動かないこと」と答えた。その時に「回復を目指す質問票」（25 〜 27 頁参照）を手渡して書いてもらったところ，病気が良くなったら「仕事したい」，「親の家から出て自活したい」，「職業訓練を受けたい」，「友達付き合い」，「毎日お風呂に入る」などたくさんの希望があることを記した。このような希望を実現するために，まず生活リズムを整えることが必要であることを説明し，日中は寝室も居間も窓のカーテンを開放しておくことと毎日の睡眠・覚醒リズムを記録することを提案し，それを当面の治療目標とすることに合意した。

　その後，薬物療法も併用しながら睡眠・覚醒リズムの改善を図ったところ，それは1年を過ぎた頃からほぼ正常化するようになった。それと同時に，「意識がクリアなのに体が動かなくなる」発作も少なくなっていた。その頃に，Ｃさんは

浜崎あゆみのコンサートの全国ツアーの追っかけをするために自家用車を運転して全国を回ったことを嬉々として話したこともあった。そのCさんとの治療の終焉は劇的であった。私たちが訪問し玄関ベルを鳴らしても反応がなかったので、彼女のスマホに電話したところ、「今、福井のあたりにいる。北陸高速道を（地元の）K市に向かって運転している」と答えて電話が切れた。その後、彼女から電話があり、「K市に病院を見つけたら知らせるから、そこへ紹介状を書いて欲しい」とのことであった。その後しばらく連絡がなかったが、約6か月後に東京の某診療所へ紹介状を送って欲しいとの連絡があった。

病名：①解離性障害、②身体表現性自律神経機能不全

コメント：本人はこれまでにたくさんの医療機関においてさまざまな病名を告げられてきた。慢性疲労症候群の疑い、双極性障害、睡眠障害、神経性調節障害、眩暈などである。これらはいずれも診察室の中で捕捉された彼女の多彩な症状の一断面を表現しているに過ぎない。通院を継続することができなかったために、いずれの医療機関においても確定診断に至らなかったものと考えられる。

しかし訪問診療の導入によって、生活の場の中におけるCさんを継続的に観察し、彼女の患い（illness）の全貌をより全体的にしかも的確に把握することができたように思われる。

さらにそのことによって，彼女の生活に根差した的確な生活指導が可能となったのではないだろうか。またそれによって，5年余にわたって続いた要介護状態から通院が再開できるまでに回復したのではないであろうか。

２．通院を拒んでいる事例

第７例　通院を中断しひきこもっている20代男性（Mさん）

訪問診療を開始した経緯と理由：

　Mさんはτ精神科病院の外来へ通院していたが中断しひきこもっている。母親が心配し調布市子ども若者総合支援事業所へ相談に行き，そこより私たちの訪問診療班を紹介された。

　生活歴と現病歴：

　兄弟２人の第２子であり３歳上の兄がいる。母親によれば，幼稚園の年少の頃は他の子と遊べなかったし先生にも話さないで下を向いていた。年中の頃から少しずつ他の子と遊べるようになった。年長の頃には，シャイな男の子として他の子と遊んでいた。しかし母親が帰ることを嫌がり，ずっと待っているように求めたという。またうまくいかないことには手を出さないで完璧主義だったという。またその頃より音に過敏であったという。小学校１年時に一番前の席では皆の視線を浴びて嫌だと言って一番後ろの席に換えてもらったことが

あった。3～4年生の頃には登校していなかった。5年生頃より登校するようになった。中学時代には登校し軟式テニス部にも入っていた。高校1年時には登校し成績は優秀で表彰された。2年時に成績優良クラスに編入され，その後Mさんは「このクラスではやっていけない」と言って登校しなくなった。そのため通信制高校に転校し，レポートだけ出して2年で単位取得して卒業した。その頃より時々，母親と言い合いになって暴力を振るったりするようになった。高校卒業後，M大学に入学したが，大教室に人がたくさんいることが苦手で腹痛や頭痛が起きるようになり1年休学して退学した。

　その後はひきこもりとなり，火の元を何度も確かめたり，血が出るほど手を洗うなどの強迫症状も出るようになった。そのため自ら探し出してHクリニックを受診し，「うつ病」と診断されて1年ほど通院し服薬していたが中断した。その後2年ほどした22歳の時に当院の外来に自ら受診した。その時の主訴は「物事が歪んでいると気になって掃除を始めたら止まらなくなる。それを家族に強要したりする。手の汚れが気になると血が出るほど手洗いを続ける」などの強迫症状であった。

　そこで「強迫性障害」の診断のもとに薬物療法を受けるとともに，当院臨床心理士による精神療法も受けていた。そこでの記録によると，長く不登校であったこと，「集団が苦手」

で今もひきこもりをしていること，親子葛藤があることなど
を話し，自ら「失敗するのではないか」あるいは「恥ずかし
い思いをするのではないか」という恐れが強く，完璧主義な
ところがあると自己分析していた。このような薬物療法と心
理療法は約3か月続いた。しかし4か月目に，本人がメジコン，
大麻，LSDなどの違法薬物を摂取して高揚気分となり受診
したので，外来担当医が入院治療を勧めたが承諾しなかった。
母親によれば，このような違法薬物の摂取は以前にも数回あ
り幻覚を起こしたこともあったという。担当医が母親に本人
の単身生活を検討してはどうかと勧めたところ，「私が我慢
すれば良いことなので我慢します」と断ったという。このよ
うに母子共生関係があるように想定された。

　この後，本人の通院は途絶えた。それから約9か月後に，
調布市子ども若者総合支援事業所からの紹介を受けて私たち
の訪問診療が始まった。

　＜訪問診療開始後の経過＞

　初回訪問時の状況：Mさん自らお茶を出してくれて歓迎
ムードであったので安心した。3歳上の兄は3年前に家を出
て彼女とともに生活しているので，今は両親と本人の3人で
同居している。しかし食事は両親とともにすることはなく，
母親が作った料理を冷蔵庫から出して孤食している。訪問時
には父親は仕事に出ていて留守であった。屋内は小綺麗で居

間の一隅に老犬が一匹横たわっていた。本人が拒まなかったので，面談には母親も同席した。その時の本人の主訴は，強迫症状ではなく「外へ出るのが苦手で吐き気がするくらいに嫌になる」とひきこもりを訴えていた。それは小学生の頃からあるが，18歳の頃から酷くなったという。生活リズムは崩れ，人目が気になるので夜にジョギングしているという。また，洗浄強迫もあり出血するほど手を洗うので両手に手袋をしていた。

　本人のこれまでの生活歴と症状から「発達障害」を持っていると考えられた。そのことを本人に説明した。また本人と治療目標を共有するために，回復を目指す質問票（25～27頁参照）を提示し，回復したらどんな希望を実現したいかを記入してもらった。それによると，「仕事をしたい」，「結婚をしたい」，「親の家から出て自活したい」との希望を持っていた。これらは20代男性としては至極健全な希望であり，これらの希望を私たちと共有する治療目標とすることにした。また本人は服薬を望まなかったので，服薬なしのまままず崩れた生活リズムを回復することに取り組むように生活指導を行った。そのため，睡眠・覚醒リズム表を手渡してそれに毎日の就床時間と起床時間を記録してもらうこととした。それ以降は隔週に訪問することとした。

　第2回訪問時の状況：午後2時頃の訪問であったが，眠く

て起きられないとのことで面談には現れなかったので母親とのみ面談した。母親の話によれば，午後の時間は大抵寝ているので，午前中に訪問して欲しいと依頼されたので，それ以降は午前中に訪問している。

第3回訪問時の状況：午前10時頃に訪問したところ本人と面談することができた。今朝の起床時間を尋ねたところ，今朝の面談のために24時間前から起きているとのことであった。このように一事に執着することが顕著である。生活リズムは崩れたままであり，何時間も掃除をしたり片づけをしたりしているという。しかし洗浄強迫のためにしていた両手の手袋は外していた。

第4回訪問時の状況：本人と面談することができた。生活リズムは少しずつ付いてきて外を歩けるようになったという。しかし，1週間ごとに調子の良い時と悪い時があるという。しかし抑うつ気分の訴えはない。両手に手袋はなく，手洗いは少なくなったという。

第5回訪問診療時の状況：本人が面談に現れなかったので，2階の彼の部屋の前に行きドアをノックしたが応答はなかった。1階の居間で母親と面談した。Mさんの生活リズムは崩れたままで，それを記録していた用紙も破り捨てたという。絶えずイライラしていて自分の感情が抑えられなくなり，母親に乱暴することもある。「殺してやる」と言われたことも

あるという。Mさんが子どもの頃に母親がしたことを想い出してイライラするのだという。このようにMさんは母親に対して子どものように退行した言動を現わしていた。

　第6回訪問時の状況：やはり本人が現れなかったので，2階の彼の部屋の前に行きドアをノックしたが応答はなかった。1階の居間で母親と面談した。Mさんの生活リズムはやはり崩れていて，昼頃に起きてきて母親が作った料理を一人で食べて，その後の時間は自分の部屋に籠もり何をしているのかわからない。これまでに母親と喧嘩をした折に，市販薬を過量摂取して幻覚を起こしたことが何度かあったという。

　第7回訪問時の状況：やはり本人は現れなかった。母親によれば，Mさんは私たち訪問診療班が2階へ上がってくることも拒んでいたという。1階の居間で母親と面談した。Mさんは相変わらず昼夜逆転し夜中にコンビニへ行っているという。母親に向かって「お前のせいで病気になった」と責める。また母親に対して主人と奴隷のように万事に命令してくるという。食卓の上に「病院の人をもう呼ぶな」と書いたメモが置いてあった。

　このように母子関係がかなり危機的状況なので母親に対して3つの助言をした。1）暴力へエスカレートするのを避けるために喧嘩をしないこと，2）本人からの難癖が増長するのを避けるために反論しないこと，3）親としての態度を堅

持し下僕にならないこと。

　第8回訪問時の状況：やはり本人は現れなかったので母親とのみ面談した。母親は本人が指示してくるメモ用紙に「すべて受け入れることはできない」と書いているという。本人から2回ほど「掃除をしてくれ」と頼んできたが命令口調ではなかったという。母親によれば，父親は本人に甘く逃げ道を作ってしまうという。父親と母親の本人に対する態度が同調することは重要であると考えられたので，父親との面談の機会を作ってくださるように母親に依頼した。

　第9回訪問時の状況：やはり本人は現れなかったので，母親とのみ面談した。母親は3つの助言を守っていると言い，以前より母親の不安感が少なくなり安定しているように見えた。

　それに反して，本人は体調が悪いらしく，あちこちの痛みを訴えているという。

　第10回訪問時の状況：やはり本人は現れなかったので母親とのみ面談した。母親はなるべく本人の下僕にならないようにしていると言い，以前より精神的には安定しているように見えた。また，母親はインディアカというスポーツを仲間と楽しんでいるという。一方，本人は体調が悪いらしく，いつ寝ているかもわからないという。

　第11回訪問時の状況：やはり本人は現れなかった。父親

が仕事を切り上げて参加し，両親と面談した。父親の本人に対する認識は次の通りであった。「小さい頃から問題があるとそれに向き合わなくて逃げてしまう。しかし回転が早くて面白い発想をするユニークなところがあるので可愛かった」という。しかし父親はMさんは25歳になったにもかかわらず「幼すぎる」と認識している。そのMさんに対して「毎日1ミリでも」自立できるように進んで欲しいと希望し，本人から自立したい発言があれば手助けしたいと述べた。父親はMさんの現状をしっかりと認識し，それを支援する意思があることを示した。私が母親に示した3つの助言についても賛同を示した。

第12回訪問時の状況：意外にも本人が出迎えてくれた。また本人が拒まなかったので母親も同席して面談した。この時の本人の主訴は次の通りであった。「これまで調子の良い時も悪い時もあった。周期的に体調の上がり下がりがあり，その周期が短くなって，その振幅も大きくなってきた」という。それに対して本人のほうから服薬しても良いと提案してきた。本人の服薬の意思を確認できたので，これまで服薬した中で副作用がなく本人に合っていたと思われる薬を挙げてもらった。まずその中の1剤を処方した。その際に，薬物療法も患者と医師の共同作業[1]であるから，副作用があったり合わないと感じたら遠慮なく知らせるように話した。さらに

もう1つ薬だけでひきこもりを治すことはできないので，本人自身が自立に向かって少しずつ励まなければならないことを告げた。その際に，両親ばかりではなく私たちも支援を惜しまないことを約束した。本人はその2つのことを承諾した。まず本人には生活リズムを回復するように取り組んでもらうこととして，再び睡眠・覚醒リズム表を手渡した。

その後，生活リズムは少しずつ改善しているが，ひきこもりは続いている。時々，訪問しても会えないこともある。

病名：①広汎性発達障害，②強迫性障害

コメント：

Mさんは主訴として最初に受診したHクリニックではうつ症状を，2つ目のT病院の外来では強迫症状を，3つ目の訪問診療ではひきこもりを訴えている。すなわちクリニックと病院では症状を訴え，訪問診療ではひきこもりという生活障害を訴えている。この事例で示されているように，病院や診療所では症状の治療が中心になるのに対して，訪問診療では生活障害が治療の中心であり目標となり，症状の治療はその一部ということになる。生活の質の向上を目指す今後の医療[2]にとって，在宅診療の充実はますます重要となるのではなかろうか。

第5回から第11回まで通算7回の訪問では本人が面談に現れず，私たちはこの先どうなるのか不安であった。しかし

その不安に耐えながら家族面談に集中できたことが結果的には良かったのであろう。

またこの事例では母子の力動をその生活環境の中で観察することができて，それに基づいた生活指導を行うことができたように思われる。現在のところ，Mさんのひきこもりの改善はまだ見られないが，母親のMさんに対する感情的対応は少なくなっているようである。今後は，Mさんの強迫症状に対する認知行動療法も取り入れていかなければならないと考えている。

第8例　再入院を繰り返している40代男性（Iさん）

訪問診療を開始した経緯と理由：

IさんはK精神科病院にたびたび入院していたが，退院すると間もなく外来通院を中断し再入院を繰り返していたので当院へ訪問診療の依頼があった。

病名：統合失調症

生活歴と現病歴：

都内にて姉と本人の同胞2人として出生した。満期安産であり，その後の発育も順調であった。幼稚園時代には友達とよく遊んでいたという。小学生時代には少年野球部に入り，友達付き合いもあった。その頃は落ち着きない子であったという。中学時代にも野球部に入り，朝練にも熱心に参加して

いた。高校時代には野球をしなくなり，石膏デッサンを描く
ことに興味を持つようになった。高校卒業後3年目にM美術
大学短期学部へ入学し，翌年に4年制学部に編入した。大学
生活を楽しんでいるようであり，絵を描くのが楽しいようで
あった。卒業制作の絵が優秀賞を獲得したことを今も誇りに
している。その後，本人は大学院への進学を希望したが，父
親が就職を勧めたので進学を諦めた。それから就職活動を始
めたが，本人の希望は高く，望み通りのところへの就職がで
きなかったので，アルバイトをしながら絵を描いていた。

27歳頃，自宅マンション上階の女性が自分を侮辱したり
性的なことを言うのが聞こえるようになり，H精神科診療所
を受診し統合失調症と診断されて薬物療法を受けて改善し通
院を続けていた。その頃，老人ホームにて介護ヘルパーとし
て働き，かなり負担になり悩んでいた時に，再び声が聞こえ
て自分の思考や行動がその女性に知られていると感じた。主
治医に相談してK精神科病院に初回入院した。約2か月で退
院した後は，外来通院しながらデイケアへ通所した後アルバ
イトをしていた。

その後，絵画制作に専念して美術展に出展し，優秀作品賞
を3年連続で受賞し某美術家団体の準会員に推挙されるなど
画家としての活動を続けていた。しかし41歳時に薬剤を減
量したことを契機にして再発し，K精神科病院に2回目の入

院となった。約2か月で退院した後は外来通院を続け，K精神科病院からの訪問看護も受けながら絵画制作を続けていた。しかし，美術家団体からの嫌がらせがあるとの妄想が持続していた。

44歳時に「薬は終わった。卒業した」と述べて服薬を中断した。また両親に「毒を盛られた」とメールし，訪ねてきた両親を自分の家に入れようとせずに大声を挙げた。両親は民間救急に依頼し，K精神科病院に3回目の入院をさせた。入院後，幻覚妄想は急速に消退した。服薬を中断した理由を問われると，「薬を飲むことが弱みになるというか弱いと思われると思って。病気のことは伏せてきた。それもストレスだった」と語っていた。約2か月で退院したが通院は中断しがちで被害妄想は続いていた。そのため，当院へ訪問診療の依頼が入った。

訪問診療の開始にあたって，本人が訪問診療を拒否する恐れがあると考えられたので，初回訪問時には，両親とさらに本人と信頼関係を築いていたK精神科病院の訪問看護師にも立ち会ってくださるように依頼した。

令和X年1月，本人の46歳時に初回訪問した。彼は両親の家の近くにある父親が所有するマンションの1室に一人暮らしをしていた。幸いにして，訪問時に入室を拒否されることはなかった。室内には彼の描いた絵のキャンバスがたくさ

ん並んでいた。筆者は名刺を差し出した上で自己紹介し，本人が信頼していた様子であったという K 精神科病院の主治医の Y 先生の依頼で来訪したことを告げた。拒否的な様子はまったくなかったので，彼の誇りとしている画業についての蘊蓄をたっぷりと拝聴した。最後に私のほうから，Y 先生の薬を続けてはどうかと勧めた。それに対して，彼はしぶしぶながら「1 錠なら飲んでも良い」と答えた。それは Y 先生の処方量の約 3 分の 1 量であったが反論はせず，初回訪問なので治療関係を作ることが優先されると考えて本人の言葉に従った。2 週後の訪問予約をした。

　しかしその数日後父親が本人宅を訪れたところ，本人が金縛り状態になっていたので当院へ連れてきて入院させた。急性期病棟で本人を担当した医師は，本人が治療を中断して再発を繰り返しているので，デポー剤（パリペリドンパルミチン酸エステル 150mg）の注射を受けるように説得して本人の同意を得た。その注射を 4 週に 1 回受けることによって病状も改善し安定してきたので，約 1 か月余後に自宅外泊させたところ，病院に戻ることを拒否したのでそのまま退院となった。

　退院後に本人は通院を拒否したので，再び訪問診療することとなり 2 週に 1 回訪問している。面談ではもっぱら彼の誇りとする画業について拝聴することが多かった。それは第 4

章「病識が欠如し治療を拒否する患者への対応」で述べたように，患者に病気であることを受け入れるように説得することが成功することはまずないばかりではなく，患者との治療関係はだんだん悪くなり拒否的にさえなってくるからである。私たちは「病識が欠如し治療を拒否する患者への対応―アマダーの四段階法―」の第4段階である「協力関係をつくること」に主眼を置いた。それによって，彼が画業を続けるためには私たちが協力者になり得ることを理解してもらおうと願ったからである。

　一方，4週に1回のデポー剤の注射は本人が拒否しなかったので継続していた。しかし注射後2週目に訪問した時には，思路弛緩も被害妄想も少なくなっているが，4週目に訪問するとそれらがより顕著に表れていた。これは明らかにデポー剤の注射だけでは十分に病状を抑制しきれていないと考えられた。しかしパリペリドンパルミチン酸エステルとしては最大量使用されていたので，これ以上は服薬で追加するしかないと考えて服薬を勧めてみたが拒否された。しかもさらに悪いことには，当院を退院して半年ほど経た頃に，本人がデポー剤の注射も拒否するようになった。思路弛緩や被害妄想がより顕著となってきた。その頃に父親が病死したが，その葬儀にも「幽体離脱した」，「金縛りになった」と言って出席できなかった。

これでは何らかの方法によって医療保護入院させるしかないと母親も私たちも考えていた時に，母親から本人にブラインドで薬を飲ませてみたいと提案があり，窮地で藁をも掴む思いでその提案を受け入れた。それからＩさんの病状は徐々に改善し，ブラインド投薬から２か月を過ぎた頃には思路障害もなく被害妄想も見られなくなったので，それを機会として本人に治療を担ってもらうべきだと考えて，デポー剤の注射を再開するように勧めた。しかしＩさんはそれを拒否した。私はそれでは服薬してはどうかと勧めたところ，Ｉさんは意外にもそれを承諾した。それ以後は，訪問のたびに彼の前で処方を書き彼自身に処方箋を手渡している。

彼の病状は比較的安定し，彼の所属する美術家団体が年１回主催する展覧会が国立新美術館で近く開催されるのを前に，それに出品するための画業に専念していた。私たちは画家としてのＩさんを十分に尊敬していることを表すために，彼の絵を展覧会場で観覧し彼から直接にその絵の解説を聞きたいと申し出たところ，彼はそれを快諾してその日時を指定した上に，さらに展覧会への招待状も渡してくれた。その時の彼は紛れもなく画家の顔であった。

しかしそれから約２週間後，彼の指定した日時に展覧会場で彼を待っていたところ，現れたのはＩさんではなくその母親であった。彼の調子が悪くて来られなかったので，その代

わりに来たのだという。母親によると，私が本人に直接手渡した処方箋を彼が薬局へ持っていくことはなく，母親が薬を取りに行っていたのだという。また本人が服薬することがなかったので，週に数回母親が本人の家へ行った時にブラインドで服薬させていたのだという。

　私たちはその後も訪問しているが，今のところ訪問を拒否することはない。しかしＩさんは自分で服薬はしていない。彼は「薬が減っているんですよ」と言い，母親が時々服薬させていることは知っている様子であった。服薬の有用性を改めて説明しても，耳を傾けることはなかった。思路は弛緩し，体系的ではないが被害妄想めいた発言が見られる。私たちは無力感に苛まれながらも，Ｉさんが自分で服薬するようになる方法を模索しながら訪問診療を続け，処方箋を本人に手渡している。

　コメント：

　通院を中断し再発・再入院を繰り返している患者さんに対して，病気の治療に服薬が必要であることを理解させようとするので容易ではない。Ｉさんには第６章で述べた「病識が欠如し治療を拒否する患者への対応─アマダーの四段階法─」の第４段階である「協力関係をつくること」に主眼を置いて，彼の画業を続けるために私たちがその協力者であり，服薬することがそれを支援することになることを理解させる

ように努めた。1年以上にわたりそのような努力を続けたが，結果としてデポー剤の注射も拒否され服薬も拒否されるに至った。高齢の母親によるブラインドの服薬も続けることが難しくなってきた。

　このような事例では，どのような治療法が残されているのであろうか。シュバルツら（Swartz, M.S. & Monahan, J.)[3]によれば，米国では強制通院制度（involuntary outpatient commitment）によって対応している地域もあるが，その適用の是非については賛否両論がある。

　精神医学の歴史を振り返ってみると，拘禁された人々の観察から始まった近代精神医学では病識欠如は主要な研究主題になることがなく過ぎてきたのではないであろうか。しかし病識のないことは幻覚や妄想と同じく，1つの大きな症状と考えねばならないのではなかろうか。そして今後，精神医学はその症状に対して原因究明とともに治療法の開発も進めていかなければならない。さらに法的分野との連携も視野に入れなければならないであろう。

第9例　通院が中断しひきこもりが長期に続いている60代男性（Eさん）

訪問診療を開始した経緯と理由：

　Eさんは55歳時にうつ病となり，当院で約2か月間の入

院治療を受けて軽快し退院した。その後は当院の外来へ通院していたが約半年ほどで中断した。その後，家ではまったく外出することはなく，ほとんど寝て過ごしていた。退院後3年ほどして同居していた姉が来院されて，訪問診療を要請した。

病名：持続性うつ病性障害

生活歴・現病歴：

2人同胞の弟として都内で生育した。小学校時代に転校した後に2～3か月ほど不登校になったことがあった。しかし当時は餓鬼大将で友達も多かったという。また少年野球チームやカブスカウトに属していた。高校卒業後に電子工学専門学校に入学したが，授業についていけなかったので退学した。その後，日活に就職し映画のセットなどを作っていた。34歳時に同社が倒産したので退職となった。それから職安を通じて，装飾会社に就職した。しかし，そこの上司はいつも部下を叱り飛ばしている人であったので3～4年で退職した。38歳頃に別の装飾会社に勤務した。看板などを作る仕事は好きであったという。しかし締め切り日が迫ると，夜通し仕事をして初電に乗って帰宅するような不規則な生活であった。婚姻歴はない。独身の姉と2人で生活している。

53歳時に職場で高熱を出して倒れ，救急車で病院へ運ばれた。諸検査にて異常なしとのことであった。その後，食欲

がだんだんとなくなり痩せてきた。そのため別の病院で精密検査を受けたが，やはり異状なしとのことであった。55歳時より，職場で呆としていることが多く，眠れなくなり，情けなくなり，さらに死にたくなって，不安・焦燥感が強くなったので56歳時に当院を初診した。「うつ病」と診断されて即日任意入院した。入院後間もなく希死念慮はなくなり，うつ症状も改善したので2か月後に退院した。退院後1か月間は毎週通院していたが，その後は稀にしか通院せず，半年後には通院が途切れた。

それから3年半が経過して60歳時に姉が単独で相談に来院された。退院後，死にたいとは言わなくなったが，ずっと家にひきこもっていたという。終日ほとんど寝て過ごし，当院に受診を促して予約を取っても当日になって断ってしまったという。そのため，当院の訪問診療を勧めた。

訪問診療開始時にも，家にひきこもり，ほとんど臥床して過ごす生活が続いていた。しかし車に対する愛着は強く，月に1回くらい姉を乗せてスーパーへ買い物に行くことがあった。種々の薬物療法が試みられたが，すべて無効であった。リハビリテーションとして外出や日常生活の行動改善策も試みられたが改善は見られなかった。

62歳時に私たちが訪問診療を引き継いだ。その時には，倦怠感の漂う表情で寡黙で動作は緩慢であった。「やる気が

出ない」と訴えていた。表情は乏しいが不自然さはなかった。意欲は低下し，終日ほとんど臥床して過ごしていた。思路障害はなく疎通性は認められた。病的体験はなかった。食欲は低下し，入浴も稀であった。「回復を目指す質問票」（25〜27頁参照）を記入してもらったところ，Ｅさんは「仕事をしたい」との願望をもっているが，一方では「自分の病気は治らない」，「自分には希望を叶える力がない」，「社会が自分を受け入れてくれないと思う」と悲観的かつ厭世的であった。リハビリテーションとして，「姉と一緒に朝食をとること」，「近所を散歩すること」，「朝のごみ捨てを行うこと」などの生活に密着した生活課題を１つずつ提案して記録してもらったが，初めの２〜３回実行してすぐに中断してしまうことが今も続いている。

　何度も再入院治療を勧めたが，受け入れられなかった。グループホームなどで単身生活を試みるようにも勧めたが「自信がない」と断られた。このようなひきこもり状態が，すでに10年近く続いている。

　コメント：この事例は53歳で初発したうつ病と考えられるが，ひきこもり状態が10年近く続いている。退院後に治療中断して３年半無治療状態であった。訪問診療がより早く利用できていれば，より良い結果が得られたのではないかと考えてしまうのは意味のないことであろうか。精神科訪問診

療がもっと周知され，この事例のように治療中断したまま治療から放置され，病状が固定してしまうようなことがなくなることが望ましいのではないであろうか。

3．受診を拒んでいた事例

第10例　アパートで動けなくなっていた一人暮らしの70代男性（Gさん）

往診に至るまでの経緯：

Gさんの友達より，本人と連絡が取れなくなったので心配して訪問してみると変わり果てた姿になっていたと，地域包括支援センターに連絡が入った。ケアマネージャーが訪問してみると，反応が少なく立ちすくんでいた。「僕はうつっぽい」，「この先どうなっちゃうんでしょうか」と呟いていた。ケアマネージャーは本人が精神科を受診することを拒んでいるので当院へ往診の依頼があった。

往診時の生活状況と精神症状：

Gさんはアパートで一人暮らしをしていた。ケアマネージャーとともに訪問した。ケアマネージャーが私を紹介した後，私が名刺を差し出して自己紹介し面談に入った。Gさんは万年床の上に起座していた。本人は苦悶様表情で，問われたことに答えようとするが，きわめて鈍重で時間がかかり，

精神運動抑制が顕著であった。うつ病性昏迷の病像を呈していた。バイタル徴候に異常は認めなかった。しかし日常生活能力を喪失し食事も碌に摂取していなかったので，このままでは全身衰弱の危険があり，入院治療が必要である旨を説明した。それに対して本人はしぶしぶながらそれを承諾した。

玄関ではなく居間の中にフランス製の高級自転車が鎮座しているのが印象的であったので，Ｇさんには退院したらまたこの自転車に乗れるようになると励ました。

生活歴：

茨城県にて３人同胞の末子として生育した。姉と兄がいる。高校を卒業後に上京して電鉄会社に就職し，電車の運転手として勤務していた。友達によると性格は無口でおとなしい人であるという。結婚歴はない。定年退職後は仲間とサイクリングをすることを楽しみにしていた。

既往に著患はなく，精神科受診歴もない。

病名：うつ病エピソード

コメント：

精神科受診を嫌がっていたＧさんであるが，生活支援をしているケアマネージャーから紹介してもらった後でさらに自己紹介して診察に入ることができた。この事例のように精神科への受診を拒否する人であっても，事前情報で治療の必要ありと考えられたならば，まずとにかく往診に行きその人を

診察してみようと試みることは必要であると思われる。精神科への受診拒否は，必ずしも選択権の行使としての拒否ではなく，病気の症状としての億劫感ないし精神運動抑制である場合もあるように考えられる。

第11例　自宅のベッドで垂れ流し状態となっていた一人暮らしの50代女性（Lさん）

往診に至るまでの経緯：

Lさんは大小便を垂れ流し食事も摂らないので痩せてきているが，本人は受診を拒否し，家族は入院を希望しないが往診できないかと地域包括支援センターより相談が入った。身体的にも危険な状態である可能性があると判断したので，早急に往診に出かけた。往診の際にLさんが診察を拒否する場合も想定できたので，家族と市の福祉保健部の職員にも立ち会ってくださるように要請した。

往診時の生活状況と精神症状：

Lさんは一軒家に一人暮らしをしていた。面談の際には，妹とその彼氏および福祉保健部の職員が立ち会った。面談の前に福祉保健部の職員が筆者を紹介し，私もまた名刺を手渡した上で自己紹介をして面談に入ったがLさんが拒否することはなかった。その時にLさんは糞尿まみれではなかったが，筆者たちが往診に来るに際して妹さんとその彼氏が清掃して

おいたのだという。Ｌさんはベッドに腰かけており，無表情で言葉は少なく，問いかけには時間をかけてゆっくりと答えた。精神運動抑制があるものと考えられた。食欲はなく，億劫であるという。妹さんによると，隣家から石を投げられた音がしたと被害妄想様の発言が聞かれたこともあったというが，現在はうつ状態にあるものと考えられた。バイタル徴候に異常は見られなかった。しかしＬさんは単身で日常生活を送る能力を失っているだけではなく，病状があまりにも重篤であり，訪問診療によって改善を見込めることができないので入院治療が必要であると考えた。その旨を告げると，妹さんは賛成しＬさんも反対することはなかったので，病院へ連絡し入院の手配を依頼した。

　生活歴と現病歴：

　二人姉妹の姉として生育した。妹によれば，Ｌさんは小さい頃より自閉気味であったという。そのため，母親は本人にあった学校を探して通学させていたという。これまで仕事をしていたことはなかったという。両親は早くに離婚し母子２人で生活してきた。その当時は一人で買物にも出かけていた。しかし，２年前に母親が自殺し一人暮らしになった。その後体調が悪くなり，80 kg あった体重がだんだんと痩せてきた。特に２〜３か月前より，それが激しくなり，妹さんが３日に１回くらい食事を届けるようになった。食欲もなくなり，入

浴もせず，排泄も垂れ流しになってきた。会話も成立しなくなり，独語を呟いたりするようになった。「隣家から石を投げられている音がする」と被害妄想様の呟きもあった。

既往にバセドー病といわれ服薬していたことがあるが止めたという。精神科治療歴はない。2022 年に愛の手帳 4 度を取得している。

暫定病名：①うつ病性障害，②広汎性発達障害

コメント：

この事例も G さん（第 10 例）と同じく事前情報では受診を拒否しているとのことであったが，対面してみると決して拒否的ではなかった。受診する必要性を理解できなかったか，ただ何をするのも億劫だったからではないかと推測された。すなわち自らに起こっていることを理解し，それに対処する能力を喪失しているものと考えられた。少なくとも選択権の主張として受診を拒否していたとは考えられなかった。この事例でも言えることではあるが，事前情報で受診拒否があるとされていても，とにかく臨床の場に赴いてみて法的に許されたアプローチの方法がないか考えてみる必要がある。

第12例　一軒家に閉じこもり，ごみ屋敷に住んでいた一人暮らしの70代女性（Aさん）

往診に至るまでの経緯：

　Aさんについてまず保健所の保健師より当院へ往診の依頼が入った。保健師の話によると，まずAさんの娘が調布市こころの健康支援センターに「母親の様子がおかしい」と相談に行った。娘の話から，Aさんには未治療の精神障害がありそうだということで同センターから保健所へ連絡が入った。そこで保健所と調布市こころの健康支援センターと地域包括支援センターの職員が共同して本人宅を訪問した。Aさんは3人を礼儀正しく迎え入れてくれたという。しかし家の中の様子を見ると，家の隅の一角にバリケードを築き，そこで生活している様子であった。Aさんに困っていることを尋ねたところ，6〜7年前から電波攻撃を受けていて腕が痛いという。腕が痛いことに関して整形外科も受診したが，何も悪いところはないと言われたという。また，電波攻撃されていることについて，警察にも何度か相談に行ったが何もしてくれなかったという。風呂やトイレに行くと電波攻撃を受けるので，しばらく風呂にも入っていないという。腕が痛いのであれば入院してはどうかと勧めたが，Aさんは精神科への入院は絶対に嫌だと拒否している。

　またAさんはもう一つの悩みとして便秘にも苦しんでいる

という。そこでお腹を診てくれる先生が見つかったから診てもらいますかと尋ねたところ，Ａさんは「ぜひ，診てもらいたいです。嬉しいです」と答えたという。なおＡさんには約12年前に乳がんの手術をした既往歴があった。

また，3日前に娘が一人住まいしているＡさんの家を訪れたところ，「手足がしびれてビリビリする」と訴えてふらふらし，さらに失禁した様子もあったので救急車を呼び救急病院を受診させた。しかしその病院では，全身検査をしたが特に異常はないとのことで帰された。その時に少し脱水があるかもしれないとのことで点滴を受けたという。またＡさんが1か月間便秘していると訴えたので浣腸もしてもらったが，何も出なかったという。

以上のような事前情報を得て往診することを承諾し，保健師に伝えた。

往診時の生活状況と精神症状：

まずＡさんの家の門前で保健所の保健師および地域包括支援センターの介護支援専門員と落合って打ち合わせをした後でＡさん宅を訪問した。

玄関扉には3〜4個の鍵が付けられていた。介護支援専門員が先導しそれらの鍵を開けて中に入ると，ごみを包んだビニール袋が10個ほど積まれていた。室内は電灯を点けずカーテンも閉め切ったままで真っ暗であった。電灯を点ける

と，Aさんは押し入れの中で横臥していた。Aさんは精神科を嫌っているとのことだったので，保健師は筆者のことを便秘を診てもらうために連れてきた医師であると紹介した。患者にとっての「今，ここ（here and now）」の問題からアプローチすることが最善であると考えたのでその紹介に従って，まず便秘について問診した。それによると，約1か月前からまったく排便がなく肛門に固く詰まっているという。腹部診察をしたところ，腹部膨隆もなく，便塊も触診できず，腸雑音の亢進もなく，むしろ腹部は平坦であった。バイタル・サインに異常はなかったが，るい痩し皮膚は乾燥していた。身体診察をしている間にAさんは電波体験を語り始めた。昨年9月より何らのきっかけもなく電磁波を撃たれ，手も足も動かなくされたという。幾度となく警察に相談したところ，警察もそれを認めてくれたという。その頃より怪しい人たちが自分の挙動を探っているという。その怪しい人たちは，平成22年に離婚した夫に関連した人たちであるという。

　食事は地域包括支援センターの人たちがお菓子，バナナ，ジュースなどを届けてくれるので，それを食べているだけであるという。

　以上のように，Aさんは心気妄想と電波体験が著明であるが，疎通は可能であり思路障害も認められなかった。現在の切迫した問題は，摂食と水分摂取が十分でなく急速に全身衰

弱に至るおそれがあることであった。そのことをＡさんに話し，まず入院治療が必要であることを説得したところ，Ａさんは「何科の病院か」と尋ねてきた。それに対して私の所属する病院は精神科と内科と小児科をやっている病院であるという事実を答えた。それに対してＡさんは意外に素直に入院することを承諾した。

コメント：この事例のように往診前の情報では精神科の受診を拒んでいるとのことであったが，本人が現在最も困っている「今，ここ（here and now)」の問題からアプローチすると意外と受容的になる場合がある。

第13例　自室に鍵をかけて閉じこもり２回訪問したが会うことができなかった30代男性（Ｂさん）

往診に至るまでの経緯：

70代の母親から息子のＢさんに訪問診療を受けさせたいとの依頼があった。以下に母親から得たＢさんの病歴を記す。

現病歴：

17歳時に不登校のため精神科クリニックへ２回通院したことがあった。18歳時より23歳頃まで統合失調症のため某精神科病院へ通院していたことがあるが，他の通院患者がだんだんと悪くなっていくように見えたので通院を止めたという。32歳頃，両親は民間救急の手を借りて某精神科病院に

医療保護入院をさせたことがあった。入院中も錠剤を捨てていたので散剤に替えられたという。約4か月で退院した。その入院のことをBさんはいまだに不満に思い，それを強制した父親を「犯罪者」と呼んで恨んでいる。したがって，両親はともに医療保護入院させることは考えていない。また32歳頃から33歳頃まで1年半ほど都内の精神科クリニックに通院したことがあったが，それも中断して現在まで約6年間治療は中断したままひきこもりになっている。

　現在の生活状況：

　アパートの5階に両親と3人で住んでいる。Bさんはその中の一室に鍵をかけてひきこもっている。しかし月に2～3回はどこかへ外出している。散髪には2か月に1回くらいは出かけている。食事は両親が薬を入れるのを恐れて自炊している。洗濯は自分の衣類は自分でしている。アパートにはエレベーターがないので母親が通販で注文した品物を歩行障害のある母親に替わって1階まで取りに行っている。その際にも自室に鍵をかけて出ていく。4～5年前に1度家出をして捜索願いを出したこともあった。その時には2～3か月間行方不明となったこともあった。また，1階の住人に「泥棒」と難詰してトラブルとなり，警察が介入する事態となったこともあった。市役所の人がBさんに訪問に来たこともあったが，本人は事前に察知して外出したので面談はできなかった

ともあった。

　以上のような事前情報があり，Bさんに面会できるかどう
かわからなかったが，とりあえずまず母親の切なる要望に
従って往診に出かけた。

　初回往診時の状況：

　往診時にはBさんは外出していて不在であったので，とも
に70歳代の両親と面談した。父親はBさんを医療保護入院
させたことで「犯罪者」と呼ばれていることに心を痛めてい
た。母親は両親亡き後にBさんがどうなるか心配していた。
いずれも聞いていて胸をふさがれる思いであった。以下は両
親から聞いた生育歴と現病歴である。

　生育歴：

　4人同胞の末子（次男）として満期安産で出生した。幼少
期に著患はなかった。小学2〜3年頃にしばらく不登校になっ
たことがあった。高校時代には野球部に入っていたが，2年
生の時に不登校になり退学した。母親によれば，人懐っこい
子で人に反発しないので，いじめられていたようだという。
成績は中よりやや下の程度であったが，絵画が得意であった
という。その後，NHK通信高校講座を受講し5〜6年かかっ
て高校卒業資格を取得した。その後，京都の美術大学の通信
学部に入学したが中退した。

職歴：

20歳代にはヤマトの配達，牛乳配達，八百屋の品出しなどをしたことはあるが，いずれも長続きはしなかった。

最近の生活状況：

昼夜逆転の生活リズムとなっている。「俺は著名な画家だ」と言っている。閉じこもっている自室では何か書き物をしているらしい。

両親から以上の情報を得たので，まず生活リズムの乱れを少しでも正すことができれば良いと願って，厚生労働省の研究班が出している「睡眠障害対処12の指針」をBさんに手渡してくださるように依頼した。また，私たちとBさんとの間に何か共通の目的ができれば良いと願って「回復を目指す質問票」(25～27頁参照)も手渡してくださるように依頼した。

彼の部屋には錠がかけられていたが，母親がその錠を開けて見せてくれた。室内は，箱がうず高く積まれ，足の踏み場もない乱雑ぶりであった。

2回目の往診時の状況：

2週間後に再び往診したが，やはり本人は外出していて不在であり，両親との面談だけとなった。Bさんの生活リズムはまったく変わらず，夜中にシャワーを浴びているという。また母親が「回復を目指す質問票」をBさんに手渡したところ，「これは犯罪だ。警察に持っていく」と言って出かけた

という。

　この後，両親より往診の依頼はなかった。

　コメント：

　Ｂさんは精神疾患を患っていることは確かだと考えられる。それに対する病識が欠如していて，両親の治療へ繋ごうとする必死の努力が本人に届いていない。私たちはこの２回の訪問が徒労に終わったことで無力感を味わったが，ご両親の無力感はそれ以上であったことであろう。Ｂさんの治療拒否は決して治療を受けないという選択の主張とは言えないように思われる。すなわちそれは決して人権の主張ではなく，疾患を持っていることを認識できなくなっていることによるのである。この事例では医療保護入院への道も閉ざされていた。措置入院の差し迫った自傷他害の要件に該当する言動も見られない。現在の精神保健福祉法の中の真空地帯に落ち込んでいる事例であると言える。しかしこのような事例は決して稀ではない。今後，私たちはこのような事例を支援する方法を見つけ出し，本人の病状の改善のみならず，両親の苦悩の解決に資するように努めなければならないのではないであろうか。

第 7 章

精神科在宅診療の
有用性と限界

　精神科在宅診療の特徴は，入院治療や通院治療に比べて患者の置かれた生活環境の情報が圧倒的に豊富で精確であることである。患者がその置かれた生活環境の中で，どのように患っているか（illness）を直接に観察して臨床判断をすることができる。その生活状況に立脚して生活指導をすることができる。そこが病気を診て人を見ざるになりがちな病院ないし診療所における診療と異なる点であろう。つまり，第2章で述べたファインスタインが最も強調していたのは，「患者は疾患（disease）を持っている人であるとともにそれを患っている（illness）人である」という2つの視点を持つことであり，在宅診療では病院や診療所の診察室の中よりもしっかりとそれを保持することができる。20世紀の病院中

心主義の時代には，疾患に対する視点が強調されて，それを
患っている人への視点が疎かになっていたのではないであ
ろうか。

　精神科在宅診療の適用としては第6章の事例紹介で示した
ように，1）身体疾患や高齢あるいは精神疾患などのために
通院が困難になった事例，2）通院を拒んでいるが訪問診療
なら受け入れる事例，3）受診を拒んでいたが家族やケアマ
ネージャーの同席によって診療できた事例などである。

　精神科在宅診療を実践していて入院治療を勧めたのは，次
のような事例であった。

　①服薬を中断して再発した事例

　②重篤な症状があり，在宅診療では改善を見込めない事例

　③母子関係が共生的で，その中では病状の改善が見込めな
　　い事例

　④日常生活能力がなくなり，家族がそれを支えられなく
　　なった事例

　⑤日常生活能力がなくなり，介護ヘルパーを導入しても支
　　えられなかった事例

このように精神科在宅診療が入院治療の代替になることは
ない。しかし上記のように，入院治療や通院治療が届かない
患者に対して必要な治療を届けることができる場合がある。

　一般論として言えば，入院治療，通院治療，在宅診療のう

ちどの治療の場が適切であるかは，①症状の重篤度，②自傷・他害のおそれがあるか否か，③患者本人の治療意欲，④日常生活能力，⑤家族の支援能力，⑥地域の支援体制，⑦それぞれの治療の場で可能な検査法と治療法などを総合的に勘案して選択されるべきものであろう。

　しかしながら事例紹介した第3例および第4例のように，被害妄想が顕著で以前には精神科の慢性病棟にひっそりと暮らしていたのではないかと思われるような人でも，有料老人ホームや高層マンションの中でそれぞれに生活を楽しんでいる様子を見ると，精神科の慢性病床の削減には精神科在宅診療を含めた医療と福祉の包括ケアが寄与できるのではないかと考えられる。

文　献

第1章

1 ）猪飼周平：病院の世紀の理論．有斐閣，東京，2010
2 ）Foucault, M.：Histoire de La Folie à L'Age Classique. Editions Gallimard, Paris, 1972（田村俶訳：狂気の歴史―古典主義時代における―．新潮社，東京，2020）
3 ）小俣和一郎：精神病院の起源 近代篇．太田出版，2000
4 ）岡田靖雄：日本精神科医療史．医学書院，2002
5 ）竹島正，河野稔明，臼田謙太郎，他：統計からみた精神科入院医療の変化．精神経誌，125：762-769，2023
6 ）PwC コンサルティング合同会社：令和3年 厚生労働省 障害者総合福祉推進事業―精神疾患にかかる社会的コストと保健医療福祉体制の国際比較に関する調査―，2022
7 ）酒井シズ：日本の医療史．東京書籍，1982
8 ）呉秀三，樫田五郎：精神病者私宅監置ノ實況及ビ其統計的観察（復刻版）．創造印刷，東京，1973

第2章

1 ）Feinstein, R.A.：Clinical Judgement. Robert E. Krieger Publishing, New York, 1967

第3章

1 ）世界保健機関（WHO）：国際生活機能分類（ICF）―国際障害分類改定版― 2001．中央法規，東京，2002
2 ）猪飼周平：病院の世紀の理論．有斐閣，東京，2010

3) Friedhoff, A. and Simkowitz, P. : A new conception of the relationship between psychological coping mechanisms and biological stress buffering systems. Br. J. Psychiatry, 154 (Suppl.4) ; 61-66, 1989

4) Deegan, P.E. : Recovery : The lived experience of rehabilitation. Psychosocial Rehabilitation Journal, 11(4) : 11-19, 1988

5) Anthony, W.A. : Recovery from mental illness : The guiding vision of the mental service system in the 1990s. Psychosocial Rehabilitation Journal, 16(4) : 11-23, 1993

6) Beers, C.W. : A Mind That Found Itself. The American Foundation for Mental Hygiene, 1907 （江畑敬介訳：わが魂にあうまで. 星和書店, 東京, 1980）

7) Dain, N. : Clifford Beers. Advocates for the Insane. University of Pittsburgh, Pittsburgh, 1980

8) Ciompi, L. : The dynamics of complex biological-psychosocial systems. Four fundamental psycho-biological mediators in the long-term evolution of schizophrenia. Br. J. Psychiatry, 155 (Suppl.5) : 15-21, 1989

9) Soskis, D. et al. : The schizophrenic experience : A follow-up study of attitude and posthospital adjustment. J. Nerv. Mental Dis., 149 ; 443-449, 1969

10) McGlashan, T. and Carpenter, Jr. W. T. : Does attitude toward psychosis relate outcome? Am. J. Psychiatry, 138 ; 797-801, 1981

11) 八木剛平ら：精神疾患の回復過程における自己回復試行（coping）と薬物体験—分裂病とうつ病に関する予備的研究—. 精神科治療学, 5；417-420, 1990

12) 江畑敬介：回復期を迎えた患者とのささやかな営み．統合失調症のひろば，2；106-113，2013

13) Rapp, C.A. : The Strength Model : Case Management with People Suffering from Severe and Persistent Mental Illness. Oxford University Press, New York, 1998（江畑敬介監訳，濱田龍之介，辻井和男，小山えり子，平沼郁江訳：精神障害者のためのケースマネージメント．金剛出版，東京，1998）

第4章

1) Amador, X. : I Am Not Sick. I D'ont Need Help! Vida Press, New York, 2000（江畑敬介，佐藤美奈子訳：私は病気ではない―治療をこばむ心病める人たち―．星和書店，東京，2004）

2) Amador, X.F., Strauss, D.H., Yale, S.A., Gorman, J.M. : Awareness of illness in schizophrenia. Schizophrenia Bulletin, 17 ; 113-132, 1991

3) Stuss, D.T. and Benson, D.F. : The Frontal Lobes. Raven Press, New York, 1986

4) Stone, A.A. : Psychiatric abuse and legal reform. Two ways to make a bad situation worse. Int. J. Law Psychiatry, 5 ; 9 -28, 1982

5) Torrey, E.F. : Surviving Schizophrenia : A Manual for Families, Consumers and Providers, 3rd Edition. Harper Collins Publishers, New York, 1995（南光進一郎，武井教使，中井和代監訳：分裂病がわかる本―私たちはなにができるか―．日本評論社，東京，1997）

6) Torrey, E.F. : Out of Shadows. Confronting America's Mental

Illness Crisis. John Wiley & Sons, New Jersey, 1997

7) Treffert, D.A. : Dying with their right on. Am. J. Psychiatry, 130 ; 1041, 1973

第 5 章

1) 猪飼周平：病院の世紀の理論．有斐閣，東京，2010

第 6 章

1) Tasman, A., Riba, M.B., Silk, K.R. : The Docter-Patient Relationship in Pharmacotherapy-Improving Treatment Effectiveness. Guilford Press, New York, 2000（江畑敬介，佐藤洋子訳：薬物療法における医師-患者関係―治療効果をいかに高めるか―．星和書店，東京，2004）

2) 猪飼周平：病院の世紀の理論．有斐閣，東京，2010

3) Swartz, M.S. and Monahan, J. : Special section on involuntary outpatient commitment : Introduction. Psychiatric Services, 52 ; 323-324, 2001

あ　と　が　き

　本書を執筆しながら思い出したことがある。私が子どもの頃，それは昭和 20 年代のことであるが，通学路にあったいくつかの医院の看板には「午前：宅診，午後：往診」と掲示されていた。その頃に私の妹も往診を受けていて自宅で亡くなった。往診は一般的に行われていた医療行為であったように思われる。しかしいつの間にか往診を掲示した医院の看板は見られなくなった。その理由として，診断には精密検査が必要であり，それは往診では叶えられない。あるいは，国民皆保険が実現して医院が忙しくなり，医師が往診に出かける時間がなくなった。さらに往診にかかる時間に見合う診療報酬が得られないなどが考えられる。

　しかし今後，病院中心主義の時代が終焉するとすれば，次世代に向けて精神科においても在宅診療も含めた保健・医療・福祉の包括ケア体制を構築していかなければならないのではなかろうか。

＊　　　＊　　　＊

　終わりにあたり，在宅診療の機会を与えてくださいました東京さつきホスピタルの前理事長の山田多佳子先生，さらに

筆者とともに在宅診療を担ってくださいました東泰司看護師，
またそれを支えてくださいました多くの職員の皆さんに深く
感謝いたします。

著者略歴

江畑　敬介（えばた　けいすけ）

昭和 40 年　金沢大学医学部卒
元東京都立松沢病院精神科部長
元東京都立中部総合精神保健福祉センター所長
元日本精神障害者リハビリテーション学会会長
東京さつきホスピタル　非常勤医（訪問診療担当）
・主な著訳書
　「わが魂にあうまで」（訳）星和書店，東京，1980
　「救急精神医療」（共著）医学書院，東京，1988
　「分裂病の病院リハビリテーション」（共編著）医学書院，東京，
　　1995
　「精神障害者のためのケースマネージメント」（監訳）金剛出版，東
　　京，1998
　「脱入院化時代の地域リハビリテーション」星和書店，東京，2003
　「薬物療法における医師‐患者関係─治療効果をいかに高めるか─」
　　（共訳）星和書店，東京，2004
　「私は病気ではない」（共訳）星和書店，東京，2004
　「外来精神医療，いま何が求められているのか─説明と同意に基づく
　　納得診療の実際─」星和書店，東京，2015

みんなで進める精神科在宅診療

2025 年 1 月 17 日　初版第 1 刷発行

著　　者　江 畑 敬 介

発 行 者　石 澤 雄 司

発 行 所　㈱星 和 書 店
　　　　　〒168-0074　東京都杉並区上高井戸 1-2-5
　　　　　電 話　03（3329）0031（営業部）／03（3329）0033（編集部）
　　　　　FAX　03（5374）7186（営業部）／03（5374）7185（編集部）
　　　　　http://www.seiwa-pb.co.jp

印刷・製本　中央精版印刷株式会社

© 2025 江畑敬介／星和書店　Printed in Japan　ISBN978-4-7911-1150-3

・本書に掲載する著作物の複製権・翻訳権・上映権・譲渡権・公衆送信権（送信可能化権を含む）は ㈱星和書店が管理する権利です。

・ JCOPY 〈（社）出版者著作権管理機構 委託出版物〉
　本書の無断複製は著作権法上での例外を除き禁じられています。複製される場合は、そのつど事前に（社）出版者著作権管理機構（電話 03-5244-5088,
　FAX 03-5244-5089, e-mail：info@jcopy.or.jp）の許諾を得てください。

脱入院化時代の
地域リハビリテーション

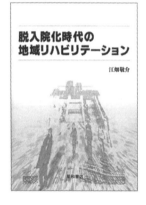

〈著〉江畑敬介

A5判　128p

定価：本体 2,500円 + 税

10年間で7万2千人を退院させる計画の新障害者プランも始まり、わが国も社会的入院の解消の方向へ本格的に動き出しつつある。

この変革期のいま、地域リハビリテーションをさまざまな側面から整理・検討し、今後の課題を明らかした本書は、これからの脱入院化時代への実際的な指針となるだろう。

〈目次〉
第1章　精神障害リハビリテーションの立脚点
第2章　精神障害リハビリテーションにおける生物学的視点
第3章　精神障害リハビリテーションにおける評価の方法に関する実践的理論
第4章　精神疾患における疾病性と障害性
第5章　精神障害に対する自己対応技法
第6章　病院リハビリテーションと地域リハビリテーション
第7章　地域における精神保健福祉活動――保健師の役割
第8章　精神保健コンサルテーションが依頼者集団に受容される過程
第9章　精神保健福祉法第23条の運用の実態とその問題点
第10章　医療社会資源の上手な使い方 ――医療の立場から――
第11章　地域精神医学・医療と倫理

発行：星和書店　http://www.seiwa-pb.co.jp

外来精神医療、
いま何が求められているのか

―説明と同意に基づく納得診療の実際―

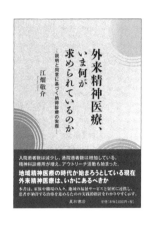

〈著〉江畑敬介

A5判　192p

定価：本体2,600円+税

近年、特に統合失調症においては入院患者数や在院日数が年々減少し、地域での支援施設や活動は年々拡充し、精神科診療所も増加する中で、外来精神医療の質の向上が強く求められている。では、どのような医療をすればよいのか。それは、一人ひとりの患者に病気の性質、治療方針、療養指針などをできるだけわかりやすく説明し、それらについて納得を得た上で治療を進めることであろう。これは、必然的に治療は医師と患者の共同作業となり、それとともに家族や職場の人々、地域の福祉サービスとの連携が緊密に行われなければならない。本書は、このような納得診療の進め方をわかりやすく示し、これからの外来精神医療の在り方への実践的な指針を示す。

発行：星和書店　http://www.seiwa-pb.co.jp

薬物療法における
医師－患者関係

治療効果をいかに高めるか

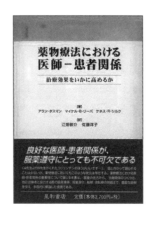

〈著〉A. タスマン，M.B. リーバ，K.R. シルク
〈訳〉江畑敬介，佐藤洋子

四六判　276p

定価：本体 2,700 円＋税

本書は、医師－患者関係を改善することによって、いかに薬物療法の効果を高めることができるかについて論じている。例えば、面接の仕方から、服薬維持を高める治療関係のつくり方、他の治療を併用する場合の留意事項、転移・逆転移の問題まで、豊富な症例を交え、極めて実践的立場から薬物療法のあり方を論じており、今日、薬物療法を行なっている医師にとって必読の書と言ってよい。

発行：星和書店　http://www.seiwa-pb.co.jp

精神科アウトリーチ
心の病に寄り添い、地域で暮らす

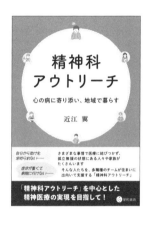

〈著〉近江 翼

A5判　224p

定価：本体 1,600円＋税

精神疾患を抱えながら医療につながることもなく、孤立無縁に過ごしている人や家族は数多い。そんな人々を対象に、精神科医・看護師・精神保健福祉士・心理士などの多職種がチームを組んで住まいに出向き、医療と生活の両面から地域での生活を支援する「精神科アウトリーチ」について、わかりやすく解説。

「精神科アウトリーチ」を精神医療の中心とする欧米諸国に比べ、普及には程遠い日本。わが国で「精神科アウトリーチ」を展開するには？

診察室に座していただけでは救うことのできない患者や家族を、医療や福祉に結びつけるための架け橋となる情報が満載。

医療関係者、精神科アウトリーチでの活躍を考えている人、そして広く一般の人々にお勧めの一冊。

発行：星和書店　http://www.seiwa-pb.co.jp

[電子書籍版]

わが魂にあうまで

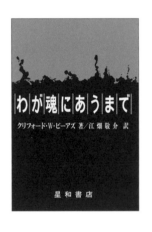

〈著〉C.W. ビーアズ
〈訳〉江畑敬介

データ形式：フィックス（画像形式）

定価：本体 2,400 円＋税

本書は、ビーアズ自身の悲惨な入院生活を原体験として、精神病者の処遇を改善し、精神疾患の予防運動を開始するために書かれたもので、アメリカ精神衛生運動の歴史的原点となった。

発行：星和書店　http://www.seiwa-pb.co.jp